O QUE APRENDI COM O CÂNCER DA MINHA MÃE...

E o quanto os cuidados paliativos poderiam ter mudado nossas vidas...

Editora Appris Ltda.
1.ª Edição - Copyright© 2022 da autora
Direitos de Edição Reservados à Editora Appris Ltda.

Nenhuma parte desta obra poderá ser utilizada indevidamente, sem estar de acordo com a Lei nº 9.610/98. Se incorreções forem encontradas, serão de exclusiva responsabilidade de seus organizadores. Foi realizado o Depósito Legal na Fundação Biblioteca Nacional, de acordo com as Leis nos 10.994, de 14/12/2004, e 12.192, de 14/01/2010.

Catalogação na Fonte
Elaborado por: Josefina A. S. Guedes
Bibliotecária CRB 9/870

S115q
2022

Sabetzki, Stéfani Martins
 O que aprendi com o câncer da minha mãe... : e o quanto os cuidados paliativos poderiam ter mudado nossas vidas... / Stéfani Martins Sabetzki. - 1. ed. - Curitiba : Appris, 2022.
 126 p. ; 21 cm.

 Inclui bibliografia.
 ISBN 978-65-250-3242-9

 1. Memória autobiográfica. 2. Câncer. 3. Cuidados paliativos. 4. Humanização dos serviços de saúde. I. Título.

CDD – 808.06692

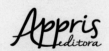

Editora e Livraria Appris Ltda.
Av. Manoel Ribas, 2265 – Mercês
Curitiba/PR – CEP: 80810-002
Tel. (41) 3156 - 4731
www.editoraappris.com.br

Printed in Brazil
Impresso no Brasil

Stéfani Martins Sabetzki

O QUE APRENDI COM O CÂNCER DA MINHA MÃE...
E o quanto os cuidados paliativos poderiam ter mudado nossas vidas...

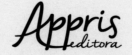

FICHA TÉCNICA

EDITORIAL	Augusto V. de A. Coelho
	Marli Caetano
	Sara C. de Andrade Coelho
COMITÊ EDITORIAL	Andréa Barbosa Gouveia (UFPR)
	Jacques de Lima Ferreira (UP)
	Marilda Aparecida Behrens (PUCPR)
	Ana El Achkar (UNIVERSO/RJ)
	Conrado Moreira Mendes (PUC-MG)
	Eliete Correia dos Santos (UEPB)
	Fabiano Santos (UERJ/IESP)
	Francinete Fernandes de Sousa (UEPB)
	Francisco Carlos Duarte (PUCPR)
	Francisco de Assis (Fiam-Faam, SP, Brasil)
	Juliana Reichert Assunção Tonelli (UEL)
	Maria Aparecida Barbosa (USP)
	Maria Helena Zamora (PUC-Rio)
	Maria Margarida de Andrade (Umack)
	Roque Ismael da Costa Güllich (UFFS)
	Toni Reis (UFPR)
	Valdomiro de Oliveira (UFPR)
	Valério Brusamolin (IFPR)
SUPERVISOR DA PRODUÇÃO	Renata Cristina Lopes Miccelli
ASSESSORIA EDITORIAL	Débora Sauaf
REVISÃO	Ana Lúcia Wehr
PRODUÇÃO EDITORIAL	Raquel Fuchs
DIAGRAMAÇÃO	Bruno Ferreira Nascimento
CAPA	Eneo Lage
COMUNICAÇÃO	Carlos Eduardo Pereira
	Karla Pipolo Olegário
	Kananda Maria Costa Ferreira
	Cristiane Santos Gomes
LANÇAMENTOS E EVENTOS	Sara B. Santos Ribeiro Alves
LIVRARIAS	Estevão Misael
	Mateus Mariano Bandeira
GERÊNCIA DE FINANÇAS	Selma Maria Fernandes do Valle

*Dedico esse livro à pessoa que mesmo ausente
me ensina todos os dias o verdadeiro significado da vida.
Dedico este livro a meu exemplo de força, resiliência e perseverança, minha
Mãe, Maria de Lourdes Martins Silva Sabetzki.*

Obrigada por tudo! Obrigada por ser minha mãe nessa vida!

AGRADECIMENTOS

Ao meu pai, Antonio Sabetzki Sobrinho, pelo cuidado e pela dedicação incansáveis, amizade e presença marcante em todas as fases de minha vida.

À minha irmã, Caroline Martins Sabetzki, pela capacidade de me compreender e me aceitar em momentos de dificuldades e, principalmente, pelo apoio e incentivo que nunca me deixam desistir daquilo que acredito.

À minha amada tia, Terezinha Engel *(in memoriam)*, pelo simples fato de existir e ter feito desta terra um lugar melhor. A sua existência foi um bálsamo para todos que tiveram o privilégio de sua companhia.

À minha querida professora, Eronildes Miranda Martins, pela amizade amável de tantos anos, por ser fonte de inspiração às letras e pela primeira revisão desta obra.

À amiga e exemplo de determinação incansável em prol da disseminação de conhecimentos de qualidade sobre cuidados paliativos, Úrsula Bueno do Prado Guirro, por todo apoio, incentivo e pelas lindas palavras — agradeço pelo prefácio.

Ao meu querido companheiro, Cesar Iria Machado, pelo exemplo no trato digno e humanizado com seus pacientes. Por meio dos estágios acompanhando o seu trabalho, pude perceber que, mesmo em meio à dor, o sofrimento pode ser atenuado quando somos acompanhados e assistidos com atenção e dedicação. Pelo seu exemplo, surgiu este livro. Agradeço por todo o amor, paciência, companheirismo, conhecimentos compartilhados, parceria e todo apoio que me dá na vida. Minha eterna gratidão.

De tudo ficaram três coisas:

A certeza de que estamos sempre a começar...
A certeza de que é preciso continuar...
A certeza de que seremos interrompidos antes de terminar...

Portanto, devemos fazer:

Da interrupção um caminho novo.
Da queda um passo de dança.
Do medo, uma escada.
Do sonho, uma ponte.
Da procura...um encontro.

(Fernando Pessoa)

PREFÁCIO

Dona Maria de Lourdes,
a gente não se conheceu nestes acasos da vida. A senhora estava em Pindaré-Mirim ou Foz do Iguaçu; eu, em São Paulo, Juiz de Fora ou Curitiba. Sempre vivemos a quilômetros de distância uma da outra.

Mesmo longe, posso escrever que a conheço um pouco, que ouvi a sua história por meio das palavras da sua filha, que imagino a pessoa que foi, sua vida cheia de alegrias e desafios e o amor pela família. Mesmo diante de uma realidade difícil, apoiou a educação das filhas para que tivessem liberdade e autonomia no futuro.

O último capítulo da sua história de vida, apesar de única, é, infelizmente, parecido com a de tantas outras Marias. Peço desculpa em nome dos profissionais de saúde. Muitos profissionais foram duros, técnicos, pouco afetuosos e te deixaram sozinha. Definitivamente, não precisava ter sido dessa maneira.

Observe como a sua história se repete e como isso é terrível: cerca 1% da população consegue receber cuidados paliativos efetivamente. Mas não nos culpe, não é má vontade ou preguiça! A gente não foi ensinado a pensar e agir diferente como profissionais. Parte dessa culpa está na nossa educação, pois menos de 15% das escolas de saúde ensinam a abordagem paliativa aos futuros profissionais de saúde em formação. O restante da culpa está na fragilidade das nossas políticas públicas e na falta de investimentos financeiros direcionados à assistência no final de vida.

Quero te contar que estamos fazendo o possível para um futuro melhor. Estamos estudando e capacitando os profissionais em abordagens paliativas; a cada ano, mais cursos estão incluindo a temática na grade curricular. Claro que temos desafios, mas contamos com a ajuda de pessoas incríveis. Uma delas é a sua filha Stéfani. Temos políticas públicas ainda muito tímidas voltadas para a assistência em fim de vida. Creio que, com investimento real, organização dos sistemas de saúde e educação, teremos um futuro melhor e poderemos morrer em paz.

Mesmo que a vida nos tivesse colocado lado a lado e eu tivesse sido a sua médica, eu pouco saberia como ajudar a senhora ou a sua família, em 2005. No ano que se libertou de suas dores e seus sofrimentos, eu fui apresentada aos cuidados paliativos. E olha que eu já tinha dois anos de formada!

A senhora viveu o sofrimento na própria pele. Eu vivi uma crise profissional e não conseguia acreditar no tipo de cuidado que a medicina oferecia às pessoas. Sou mais uma que não ouviu nada sobre cuidados paliativos na faculdade. Na realidade, eu nem sabia o que era isso... Eu era mais uma médica com boas intenções, que indicava as medicações e os tratamentos que os livros descrevem e que observava o sofrimento das pessoas de maneira impotente.

Eu não compreendia como o homem havia pousado na Lua há décadas, mas a medicina do século XXI não conseguia cuidar de pessoas. Sim, cuidar de PESSOAS, e não apenas de pacientes. Minha crise profissional começou a se organizar quando finalmente fui apresentada ao conceito de cuidados paliativos e comecei a estudar. Foram muitos anos para modificar o pensamento, adquirir conhecimentos na área e chegar até aqui. Hoje posso dizer que ensino outras pessoas nesta caminhada dos cuidados paliativos.

Que fique claro que não há nada de errado com a medicina e todo arsenal científico de que dispomos na atualidade! Na realidade, isso tudo é maravilhoso e permitiu que a sobrevida humana aumentasse ano a ano, que vários tipos de câncer fossem curados, que a mortalidade infantil fosse reduzida e que não morrêssemos de doenças tratáveis. Mas todas essas maravilhas científicas fazem sentido apenas se associadas à comunicação adequada, a tratamentos proporcionais ao estado do paciente, à ética e humanização. Não se pode substituir a humanização pela ciência ou tecnologia, pois é uma matemática que não dá certo. Que tal multiplicar os avanços científicos com as humanidades?

Mas acho que a senhora não está preocupada com a assistência médica, com a formação dos profissionais de saúde ou comigo. Deve ter coisas mais importantes para se envolver onde quer que esteja.

Posso te contar da Stéfani? A gente se conheceu há alguns anos, ela me contou um pouco da senhora, e a nossa amizade foi instantânea. Ela literalmente é uma pessoa incrível! Sabe gente que faz, faz bonito e faz bem? Então, essa é a sua menina mais velha. Ela deu valor à formação que a senhora proporcionou, é uma fisioterapeuta paliativista magnífica, daquelas que olha nos olhos das pessoas, que fala com o coração e alivia sofrimentos de toda ordem. Ela pegou parte da sua história, transmutou o luto em aprendizado; além de ajudar pessoas, está ensinando outros profissionais e a sociedade a lidar com o processo de morrer.

Ah... Preciso contar mais uma coisa: a Stéfani será médica em breve. Cá entre nós, a história da sua filha me lembra uma senhora inglesa, a Cicely Saunders, que é um ícone nos cuidados paliativos. Ela foi enfermeira e assistente social e, insatisfeita ao observar pessoas com dor no final da vida, resolveu ser médica aos 40 anos para poder prescrever medicamentos que os outros médicos se recusavam por receio ou desconhecimento. Tenha certeza de que todo seu apoio na educação das meninas valeu cada esforço. Vejo a sua menina grande, enorme, fazendo história!

****

O que posso dizer desta obra?

Que é uma lição de vida, um ensino sobre o processo de morrer e da morte. Desfrutem desta belíssima leitura. É um livro que acredito que todos as pessoas deveriam ler.

Não se preocupe se o leitor é uma pessoa adoecida ou um familiar responsável pelos cuidados. Não há o que esconder das pessoas, pois adoecer, envelhecer e morrer faz parte da vida. Costumo dizer em aulas que 100% daqueles que morreram estavam vivos anteriormente, então, não há surpresa. Faço o convite do viver consciente e responsável pela própria história, das direções escolhidas, compartilhar as decisões com os profissionais de saúde e receber assistência voltada para a cura associada aos cuidados paliativos.

Se o leitor é um profissional de saúde em formação ou experiente, seja bem-vindo! Encare este material como um aprendizado pessoal e profissional (ou, para alguns, umas verdades duras de ler). Cuide de pessoas, de suas histórias e das suas necessidades, mesmo que a morte seja o desfecho. Quem disse que salvaríamos a todos? Salve o que possível, acima de tudo, salvem histórias de vida. Usem os aprendizados aqui descritos diariamente, de hora em hora, sem dose máxima e sem riscos.

Que as questões de saúde possam incluir as pessoas, ser éticas, qualificadas e humanizadas.

Com o desejo de uma assistência em saúde cada dia melhor.

Com carinho,

ÚRSULA BUENO DO PRADO GUIRRO
Médica CRM-PR 25634, Anestesiologia (RQE 513), Dor (RQE 30857) e Medicina Paliativa (RQE 2791)
Professora no curso de Medicina da Universidade Federal do Paraná e da Universidade Estadual Paulista

SUMÁRIO

INTRODUÇÃO 17

O INÍCIO DE TUDO....................................... 23

O RESULTADO DO EXAME 29

MEIAS PALAVRAS... 37

A INCERTEZA NO CAOS EMOCIONAL................ 43

SOBRE AS RELAÇÕES HUMANAS 53

A RADIOTERAPIA –
ESTAMOS TODOS NO MESMO BARCO! 59

A NOTÍCIA QUE NINGUÉM QUER ESCUTAR......... 65

A QUIMIOTERAPIA E A FALTA DE AMPARO 77

A MELHORA DA MORTE... 91

HORA DE SE DESAPEGAR 101

PRECISAMOS FALAR SOBRE A MORTE 111

CONSIDERAÇÕES FINAIS 117

SUGESTÕES DE LEITURA 121

REFERÊNCIAS 123

INTRODUÇÃO

Para você que está agora com o livro em mãos, talvez esteja pensando: que título forte! Ou até mesmo: este livro deve ser pesado! Em partes, pode até ser verdade, afinal, falar sobre o câncer dificilmente será uma tarefa fácil e suave. O que eu lhe posso garantir é que a história que tens em mãos representa a maioria das histórias de saúde e doença vivenciadas pelos pacientes oncológicos em nosso país. Mostra o árduo caminho pela busca de assistência, percorrido do início ao fim do processo de adoecimento. Acima de tudo, evidencia todos os aspectos que podem ser evitados a partir de um acompanhamento precoce de cuidados paliativos.

Nessa trajetória, lidamos com sentimentos que nos proporcionam muita dor, mas também muito aprendizado e possibilidade de crescimento. Oportunidade de nos tornarmos pessoas melhores para aqueles que precisam e para nós mesmos. Experimentar lado a lado, dia a dia a rotina de cuidados de uma pessoa que amamos é, sem dúvida, desafiador, mas também é a oportunidade de reconhecer o que nos é prioritário e essencial nessa jornada chamada vida. Admito que, de alguma forma, esse livro representa a minha própria cura. Sofri por muito tempo rememorando cada momento vivenciado, levei quase 11 anos para metabolizar sentimentos que somente quem perde um ente querido pode compreender. Hoje percebo que falar é terapêutico e agora posso dizer que escrever também.

Nossa experiência exposta nas páginas a seguir tem por objetivo mostrar que a dor e o sofrimento podem ser amenizados. Pacientes com câncer e seus familiares não precisam estar sozinhos.

Todo ser humano tem o direito de ser cuidado com respeito e dignidade. Esses aspectos representam somente algumas das bases dos cuidados paliativos e fazem toda a diferença na vida de quem sofre com uma doença progressiva e fora de possibilidade de cura.

Posso dizer que, desde muito nova, me interessei pelos assuntos relacionados ao processo de humanização dos cuidados em saúde. Sempre questionei a falta de empatia e compaixão com as pessoas que procuram assistência nos postos de saúde e hospitais públicos. Vivenciar o sofrimento de minha mãe com o câncer só me fez valorizar ainda mais a importância de me aprofundar no assunto e, estudando a humanização, me apaixonar pelos cuidados paliativos.

É comum me perguntarem por que gosto tanto de cuidados paliativos. Para a maioria das pessoas e, infelizmente, para grande parte dos próprios profissionais da saúde, os cuidados paliativos ainda são vistos como uma área da medicina que só cuida de pacientes que estão à beira da morte. Pensamento completamente equivocado pela falta de conhecimento. Mais um motivo que reforça a relevância deste livro. Precisamos falar sobre o assunto! Como eu sempre digo: *Conhecimento ameniza sofrimentos*. Precisamos compreender os diferentes impactos causados pela doença, tanto na visão do paciente, como na dos familiares e de todos os envolvidos no processo.

É por isso que, todas as vezes que me perguntam sobre o meu interesse pelo assunto, a minha resposta é a mesma: porque *só quem vivencia a falta de cuidados paliativos na prática compreende verdadeiramente o seu significado mais profundo*. Afinal, como já dizia o filósofo grego Heráclito, só valorizamos a paz quando conhecemos a guerra. Assim é quando nos encontramos em momento de fragilidade decorrente da ausência de saúde. Só valorizamos os cuidados paliativos quando conhecemos o sofrimento de ter uma doença dessas na família e estar desamparados.

Quando vivenciei, ao lado de minha mãe, todas as manifestações que o câncer pode causar no organismo físico e na alma da pessoa enferma, nunca havia escutado falar em cuidados paliativos, mas sabia que aquela não era uma forma digna de se viver os últimos meses e dias de vida. O próprio paciente e todos da família mergulhados na dor, na angústia e na incerteza sufocavam seus sentimentos, tentando se agarrar a uma esperança maquiada, alimentando um ambiente de silêncio e dor.

A doença de minha mãe ocorreu no ano de 2005, quando, apesar de já existirem equipes de cuidados paliativos em algumas cidades do Brasil, infelizmente, a especialidade não era praticada onde morávamos. Nem ao menos tínhamos conhecimento de sua existência. Sendo assim, aprendemos na prática tudo o que não representa os cuidados paliativos. Fato que, de uma forma nada agradável, me proporcionou uma boa bagagem sobre o assunto. Hoje, pode-se dizer que ainda se trata de uma abordagem incipiente no país. Contudo, já é realidade na maioria dos grandes centros, sendo necessário falarmos sobre o assunto para que chegue a todos os cantos do país.

Mas, afinal, o que é cuidado paliativo?

Ao contrário do que muitos pensam, devido ao termo *paliativo* que pode soar um tanto pejorativo, segundo a Organização Mundial da Saúde (OMS), são os cuidados de saúde ativos e integrais prestados à pessoa com doença grave, progressiva e que ameaça a continuidade de sua vida. Tem por objetivo promover a qualidade de vida do paciente e de seus familiares por meio da prevenção e do alívio do sofrimento, da identificação precoce de situações possíveis de serem tratadas, da avaliação cuidadosa e minuciosa e do tratamento da dor e de outros sintomas físicos, sociais, psicológicos e espirituais.

Estes, devem ser indicados logo após o diagnóstico de uma doença que ameace a vida, e precisam caminhar em conjunto com tratamentos que visem a cura ou não. A essência e o centro do cuidado passam a ser a pessoa e não a doença que ela apresenta. Tratando-se de uma abordagem que engloba muita sensibilidade, conhecimento teórico e técnico, podendo assim garantir conforto e qualidade de vida para os pacientes e seus familiares.

Resumindo, cuidados paliativos é humanização na prática! É o cuidado que valoriza a biografia, a singularidade e o sofrimento de cada paciente e de seus familiares, acolhendo-os em suas necessidades da maneira mais integral possível. A pessoa não é vista apenas como se fosse um câncer de mama, fígado ou pulmão. Ou seja, a pessoa não é tratada apenas como uma doença, mas, sim, como um indivíduo que detém sua história e merece respeito simplesmente pelo fato de ser quem é. E, portanto, tem direito à assistência e à qualidade de vida sempre, até o último minuto de sua existência.

Infelizmente, do mesmo modo que minha mãe, a maioria dos pacientes com câncer até hoje não conhece e muito menos possui acesso aos cuidados paliativos. Desse modo, são obrigados a passarem por todas as fases da doença sem assistência paliativa e humanizada de qualidade, imersos no descaso e deixados à própria sorte. Para ficar bem claro ao leitor que não é profissional da área da saúde, vou dar um exemplo prático e corriqueiro sobre o que estou falando.

Uma das manifestações mais comuns que pode ocorrer com um paciente em tratamento oncológico é a dor. Na maioria das vezes, essa dor deve ser tratada com um analgésico um pouco mais forte – por exemplo, a codeína. Uma das consequências da codeína é a constipação, ou popularmente conhecida por intestino preso. Por mais simples que pareça, esse é um sintoma muito comum, que traz grande desconforto e que, se não acompanhado de maneira correta, pode trazer complicações maiores ao paciente.

Essa é uma condição trivial em que o cuidado paliativo pode atuar. Aparentemente, pode-se imaginar ser algo simples, mas, para quem já vivencia inúmeros desconfortos físicos, psicológicos e emocionais, uma constipação se torna insuportável. Sendo assim, o acompanhamento paliativo visa desde aos pequenos detalhes à complexidade, do controle de aparente pequenos sintomas físicos, às questões mais profundas, como os relacionamentos interpessoais, a espiritualidade e o sentindo da vida. Assuntos muito presentes em momentos críticos de nossas vidas.

Em vista disso, o livro aborda de maneira clara e linear todas as etapas da doença vivenciadas pelo paciente e seus familiares. Todas as dificuldades encontradas, inquietudes e aflições presentes desde o momento em que se decide buscar por ajuda médica, o impacto em lidar com um diagnóstico envolto em muitos estigmas, até as consequências de uma finitude mal conduzida. As sequelas deixadas pela falta de orientação e comunicação franca e compassiva. Destacando em cada fase, em cada descoberta e em cada experiência que a dor e o sofrimento podem ser amenizados quando cuidados com compaixão, dignidade e humanização.

Sabemos que ainda hoje a formação da maioria dos médicos e dos profissionais da área da saúde, de modo geral, visa, acima de tudo, à cura da doença, deixando de lado o *humanismo* tão necessário para lidar com a integralidade, representado pelo *paciente*, ou melhor, pela *pessoa que carrega consigo toda uma história*. A essência dos cuidados paliativos surge trazendo luz às necessidades do ser humano que, apesar de estar fora da possibilidade de cura, acima de tudo, merece bem-estar, qualidade de vida e dignidade até seu último minuto.

Muitos são os percalços e os conflitos vivenciados pelo paciente oncológico e por seus familiares. A dificuldade em se falar sobre a doença, sobre os próprios medos e a falta de comunicação sincera que permeiam as relações são fatores que agravam ainda mais o sofrimento dos envolvidos. Assim, torna-se de extrema necessidade o acompanhamento de profissionais que saibam lidar com esse momento tão delicado e conduzi-lo da melhor forma possível. *Cuidados paliativos é vida!* É vida para quem vai e vida para quem fica.

Minha mãe vivenciou exatamente tudo o que não representa os cuidados paliativos e sofreu no seu mais profundo e solitário silêncio. É por isso que hoje ela fala pela sua história, para que outros milhares de pacientes oncológicos e seus familiares não sofram sozinhos.

Uma ótima leitura!

O INÍCIO DE TUDO...

A preocupação com o alívio de sofrimento de toda ordem se sobrepõe ao foco na doença, assim como a garantia da qualidade de vida, independente do tempo de tratamento, amplia o olhar sobre a dor vivida, afinal a dor pode ser "total".
(Letícia Andrade, Assistente Social Paliativista)

Pela experiência que a vida me proporcionou – não só por ser familiar de paciente, mas também enquanto profissional da saúde –, posso dizer com convicção que o início da maioria dos casos de câncer, pelo menos em nosso país, é similar. No caso da minha mãe, a história não foi diferente. Até o final deste capítulo, leitor ou leitora, você entenderá o porquê dessa afirmação e, certamente, concordará comigo.

Os primeiros sinais de que algo não ia muito bem iniciaram-se no segundo semestre de 2004. Minha mãe, com apenas 46 anos de idade, não aparentava alterações no que diz respeito a sintomas como dor, mal-estar, perda de peso, ou qualquer outra modificação em sua saúde que pudesse sinalizar o que estava por vir, a não ser por inicialmente uma saliência em seu braço direito. Não sentia dor no local, queimação, ou incômodos para realizar os movimentos. Levava a vida normalmente. De início, até cogitamos a possibilidade de que tal saliência pudesse ser consequência de uma contusão que ela havia sofrido na parede da casa na qual trabalhávamos fazendo diárias na época. Aliás, até hoje, essa inocente batida não me sai do pensamento.

Passaram-se semanas, meses, e o que era apenas uma saliência começou a aumentar. Minha mãe se esquivava em saber do que realmente se tratava. Parecia prever que sua vida mudaria depois dessa descoberta. Insistimos várias vezes para que procurasse atendimento médico, mas, pela dificuldade que sempre encontrávamos em conseguir um atendimento pelo sistema único de saúde (SUS), ela foi adiando, postergando a busca pela ajuda, na esperança de que aquele caroço sumisse com o tempo.

Os dias se passaram, e o caroço não sumiu, muito pelo contrário, estava a cada dia maior, endurecido e mais evidente. Não causava incômodos, mas estava lá, nos lembrando a todo instante de sua existência. Depois de muita relutância e da incapacidade de levar aquela situação com naturalidade, minha mãe finalmente concordou em buscarmos ajuda. E aqui começou a saga, em que a história da maioria dos pacientes oncológicos encontra-se.

Muitos casos de câncer, em nosso país, poderiam ter desfechos diferentes. Entretanto, as dificuldades de acesso impostas aos cidadãos que necessitam de acompanhamento médico, pelo sistema público, é tamanha, que se torna comum a chegada tardia do paciente com câncer, até a realização do seu tratamento de fato. Após a decisão de minha mãe de procurar ajuda, até conseguir chegar ao médico especialista, foram mais de quatro meses de idas e vindas. E essa realidade infelizmente não é a exceção, mas, sim, a regra, a rotina de quem depende da boa vontade do sistema.

Após iniciarmos a peregrinação, conseguimos um encaminhamento no posto de saúde do bairro onde morávamos para um médico ortopedista. Depois de quase um mês aguardando pela consulta e após a avaliação, ele decidiu que seria necessária uma cirurgia para observar e ter certeza do que se tratava. Deu-nos os encaminhamentos. Até chegar o dia da cirurgia, já havia se passado quase dois meses desde a consulta. Até esse momento, não imaginávamos a gravidade da situação. Pelo menos, não em minha cabeça. Minha mãe parecia pressentir e, talvez por isso, relutava tanto em saber a verdade.

A cirurgia foi realizada. Para nossa surpresa, o único procedimento possível foi uma abertura para retirada de um pedaço de tecido. Nem o médico inicialmente imaginava do que se tratava e, ao abrir o caroço, percebeu que era algo muito mais sério do que pensava. Aproveitou para coletar um pedaço de material e mandar para análise, a fim de realizar uma biópsia.

Como o procedimento tinha sido pouco invasivo, no dia seguinte, minha mãe recebeu alta. Realizar esse procedimento foi o mesmo que estimular a massa de pão com fermento. O corte realizado sobre o tumor era pequeno, porém teve um efeito devastador. O caroço, que havia estabilizado de tamanho há algumas semanas, novamente despertou. Começou a crescer descontroladamente, e o que aparentava um limão passou a ter o tamanho de uma grande laranja. Os dias foram passando, e o crescimento do tumor aumentando rapidamente. Pena que a velocidade do resultado da biópsia não era a mesma.

Aproximadamente, após 40 dias, o resultado do exame chegou, e somente com ele em mãos é que conseguimos marcar a consulta com o especialista. Somando-se o dia em que procuramos o posto de saúde até conseguir chegar ao oncologista, passaram-se mais de 120 dias. Tempo mais que precioso quando se trata de uma doença como o câncer.

Essa poderia ser apenas uma história de falta de sorte. Porém, não é! Infelizmente, tal experiência é vivenciada pela grande maioria dos pacientes que se encontram com suspeita de câncer. Duas são as grandes razões para a demora do início do tratamento: a primeira advém do próprio sentimento de descaso que a população sente quando o assunto é saúde. Os dependentes do SUS, na maioria das vezes, evitam ao máximo possível procurar ajuda médica. Isso porque já conhecem a realidade do sistema e sabem que a persistência e a paciência serão ingredientes decisivos para se conseguir um atendimento. Essa postergação na procura de ajuda, muitas vezes, será, no futuro, motivo de remorso por parte do próprio paciente, que se sentirá culpado por não ter procurado ajuda antes.

A segunda, ao procurar ajuda, muitos são os empecilhos, os desencontros de informações e a burocracia para se conseguir um atendimento. As consultas são agendadas para datas a perder de vista, e realizar exames e conseguir pegar o resultado é o mesmo que ganhar na loteria. O trajeto necessário para se chegar a um especialista é muito longo e demorado. Isso faz com que o paciente perca um tempo valioso de combate à doença.

Estudos com ano base de 2019 mostram que o tempo médio para se chegar a um diagnóstico de câncer no Brasil é de 270 dias, na rede pública de saúde. Isso significa que, aproximadamente, 80% dos pacientes com determinados tipos de câncer começam o tratamento em estágios mais avançados, o que equivale a menores chances de cura. Não é novidade que, quanto mais precoce o tratamento, maiores são as possibilidades de cura da doença e de prevenção de possíveis complicações, tais quais as metástases.

Esses dados foram levantados sete anos após a implantação da Lei Federal 12.732, do ano de 2012, a qual determina que a realização do primeiro procedimento no tratamento contra a doença de câncer seja realizada em, no máximo, 60 dias após a comprovação do diagnóstico. Fato que se encontra apenas no papel na maioria dos estados brasileiros.

Em levantamentos realizados nos anos de 2017-2018, um dos maiores obstáculos ao tratamento ainda era o tempo entre a consulta e o diagnóstico, existindo casos de pessoas que passavam de seis até nove meses para ter resultado de uma biópsia.

O ano em que minha mãe necessitou de acompanhamento foi 2005. Nesse período, ainda não existia a Lei dos 60 dias. O trajeto realizado até o início de seu tratamento foi demorado e tortuoso, cheio de angústias e incertezas. Sentimentos que se somam à doença física, amplificando ainda mais os efeitos devastadores que a doença traz.

****

De acordo com as autoras Fernanda Lopes *et al.*, no livro *Cuidados paliativos e serviço social*, a descoberta de uma doença grave vem acompanhada por diversas situações que vão além da dimensão física. A estabilidade da vida cotidiana dá lugar a uma nova rotina marcada por diversas idas e vindas a hospitais, afastamento das atividades laborativas e prorrogação, mesmo que temporária, da realização de alguns projetos imediatos.

Em se tratando de doença oncológica, essa situação é intensificada pelo sofrimento inerente a esse diagnóstico. O câncer, frequentemente, é considerado a doença que mais aproxima o homem da possibilidade de sua finitude.

Segundo Martinelli, a população que recorre aos serviços públicos de saúde, no geral, está exposta a um conjunto amplo de problemas sociais, sendo cada vez mais tênues os limites entre exclusão social e doença.

Pessoas acometidas por doenças graves, especialmente os usuários do SUS, enfrentam problemas que, com frequência, extrapolam suas possibilidades individuais, familiares e as das políticas de saúde. Além de lidar com as limitações próprias do processo de adoecimento, esses sujeitos enfrentam dificuldades relacionadas ao acesso aos serviços públicos.

O RESULTADO DO EXAME

Naquele dia, meu maior desejo era poder parar o tempo. Já sabia o que aquele exame diria, mas, enquanto não temos um laudo, podemos fingir que nada está acontecendo.
(Ana Michelle, jornalista e paciente)

Depois de muitas idas e vindas, o dia tão esperado chegou. Não que fosse um dia que esperássemos com animação. Muito pelo contrário! Todos da família estavam apreensivos e, apesar do medo do que poderia vir em um pedaço de papel, a vontade de acabar com aquela espera angustiante era maior. Sempre tive uma personalidade muito protetora com relação à família e, naquele momento, a minha conduta não poderia ser diferente. Falei para meus pais ficarem em casa, que eu buscaria o resultado do exame no hospital. E assim o fiz.

Nessa fase de minha vida, eu tinha 19 anos e estava no início do segundo ano da faculdade de Fisioterapia. Após voltar da aula no final da manhã com a cabeça entre turbilhões de pensamentos, segui em direção ao hospital para retirar o exame tão esperado. Sem dúvida nenhuma esse foi um dos dias mais marcantes da minha vida. Ao chegar à frente do hospital, minhas pernas tremiam, minha mão suava gelado, e meu estômago doía. Ao pedir o exame na recepção, minha voz mal conseguia sair.

Ao pegar o exame, assim como a maioria das pessoas, minha primeira atitude foi abri-lo. Sentei-me em um sofá ali mesmo na recepção e comecei a ler algo que eu não sabia ao certo do que se tratava, mas que só pelo nome eu já entendia que era grave: LIPOSSARCOMA MIXÓIDE... era exatamente assim que meus olhos enxergavam aquele papel que definia a história de minha mãe. As letras dessas duas palavras saltavam-me aos olhos. Eu não sabia o seu significado, mas tinha a certeza de que sarcoma não era algo bom. Perdi as forças das pernas e fiquei ali, sentada naquele sofá, como se nada mais ao meu redor existisse. Não sei ao certo quanto tempo levei para me recuperar. Mas eu não podia ficar para sempre ali naquele sofá, eu precisava descobrir do que se tratavam aquelas palavras para tomar coragem e voltar para casa.

Num ímpeto de desespero, desci até a entrada do pronto socorro. Observei que, em uma das salas, um médico fazia atendimentos. Esperei a paciente sair e, antes mesmo que o próximo fosse chamado, entrei correndo na sala, pedindo por favor para que o médico me ajudasse e me dissesse se aquilo que eu estava pensando era verdade. E as palavras dele entraram em meus ouvidos como um espinho. Sim! Era câncer e era maligno. Depois dessas palavras, não lembro se conversamos mais alguma coisa. Imagino que tal comportamento é compartilhado pela maioria das pessoas que recebem uma notícia dessas. Você fica sentado ali, de frente para o médico, simplesmente de corpo, olhando para ele, mas a sensação é de que você está em uma bolha e que nada mais consegue escutar, falar ou interagir. Você fica imerso em você mesmo em um verdadeiro estado de choque.

Depois de um tempo, só me lembro de andar horas pelas ruas da cidade, com as palavras que eu havia acabado de escutar ecoando em minha cabeça: é câncer e é maligno. Estava totalmente sem rumo e com a mínima ideia de como voltaria para casa com aquele resultado.

Certamente, receber o diagnóstico de câncer nunca será fácil. Independentemente da forma como a notícia é recebida, o processo de entendimento e digestão da informação acontece de maneira gradual e muito diferente de uma pessoa para outra.

Ao mesmo tempo que você parece entender a situação, você se encontra totalmente perdido e desamparado. E estar sozinho numa hora dessas é duplamente cruel para quem sabe que depois desse momento sua vida nunca mais será a mesma. Aqui eu falo enquanto filha de uma pessoa diagnosticada com câncer. Com certeza, não tenho palavras para mensurar ou descrever os sentimentos que preenchem o próprio paciente nessa hora.

Na atualidade, muito vem sendo valorizado na formação médica, assim como de todos os profissionais da área da saúde, o manejo adequado da comunicação de más notícias. Tarefa que pode ser considerada até mesmo mais complexa e desafiadora do que fechar um diagnóstico. Chegar à conclusão de um diagnóstico requer conhecimento, técnica e curiosidade por parte do profissional. Fazer a comunicação de uma notícia dessas, talvez a pior que o indivíduo já recebeu na vida, requer empatia, compaixão e humanidade.

Nessa fase de primeiro contato com a doença, assim como nós, muitos pacientes não vivenciam a oportunidade de serem comunicados de um modo planejado, por um profissional preparado, em um ambiente acolhedor. Muito pelo contrário, geralmente é um momento traumático que traz consigo muitas dúvidas, poucas respostas e que deixa muitas cicatrizes.

Estudos mostram que a revelação do diagnóstico de câncer é um momento crucial e que vai interferir diretamente na relação do paciente com a própria doença. Em especial, no caso do câncer, que carrega em si um histórico de doença incurável, de sofrimentos e morte. Certamente, a condução de pacientes com suspeita de câncer deveria ser feita de maneira mais humanizada, com maior planejamento e fluxos adequados por parte das instituições de saúde para o encaminhamento de momentos como esses. Em teoria, o médico é o profissional que deveria fazer esse tipo de comunicação com preparo e sensibilidade. Isso devido à forte implicação psicológica, física e interpessoal que pode levar a inúmeros conflitos, afetar os sintomas, o comportamento, os relacionamentos sociais, o prognóstico e a autopercepção do paciente. Entretanto, nem sempre essa é a realidade.

Depois de muitas horas andando pelas ruas, lembrei-me de um professor da faculdade que tinha uma clínica na cidade. Ele era médico e sempre se mostrou muito humano em suas aulas. Comecei a percorrer as ruas na região que ele havia comentado, procurando a clínica. Eu precisava conversar com alguém que me esclarecesse mais sobre aquele diagnóstico. Que era câncer e que era maligno eu já havia entendido, mas eu precisava saber os próximos passos. Era um câncer grave? Tinha tratamento? Poderia só fazer a cirurgia e retirar o tumor? A doença se manifestava de maneira rápida? Tinha cura? E o que mais me afligia naquele momento: como eu ia chegar em casa e contar para minha mãe aquele resultado??

Eu estava totalmente sozinha e perdida, com a responsabilidade de anunciar uma notícia que mudaria totalmente nossas vidas.

Finalmente, encontrei a clínica do meu professor. Na sala de espera, vários pacientes aguardavam para a consulta. Eu cheguei, falei com a recepcionista e disse que precisava muito conversar com o Dr. André Noronha. De imediato, ela perguntou se eu tinha consulta agendada. Nesse momento, eu desabei. Comecei a chorar de uma forma que não conseguia mais falar uma só palavra. Acho que minha reação assustou a secretária, pois, mais do que depressa, ela correu para a sala em que ele atendia para avisar da situação.

Em momentos difíceis como esses, é incrível a capacidade que algumas pessoas possuem de se fazerem anjos em nossas vidas. Eu não tinha muita relação com esse professor, porém tinha muita afinidade com o seu modo de ver a medicina e com os comentários que fazia em sala de aula. Sempre se mostrava muito preocupado e humano em seus exemplos. E minha percepção não estava errada. Acredito que nada acontece por acaso; que as pessoas estão interligadas e se relacionam por afinidades e por um motivo específico. E minha história com esse ser humano foi um exemplo desses.

Mesmo com a recepção cheia de pacientes para avaliar, logo que terminou o atendimento que estava fazendo e foi informado da situação inusitada, o professor saiu para ver de quem se tratava.

De imediato, acolheu-me em seu consultório e, com toda serenidade do mundo, pediu para eu me sentar e ofereceu-me um copo de água. Eu, que naquele momento só conseguia soluçar, peguei o copo de água com as mãos trêmulas e comecei a me acalmar. Já não estava mais sozinha, sentia-me um pouco mais amparada e poderia, quem sabe, tirar algumas dúvidas. É incrível perceber que, em ocasiões de desespero referente a assuntos relacionados à saúde-doença, o bom profissional da saúde, quando realmente sincero de seu interesse pela pessoa, consegue melhorar o seu estado de espírito apenas com sua presença. Existe uma aura de cura, assepsia e esperança que acompanha o profissional dedicado.

Depois de alguns minutos, eu já estava mais calma, mostrei para ele o resultado do exame. Ele leu, constatou o resultado e perguntou de quem se tratava. Nesse momento, voltei a chorar e disse que era minha mãe. Ele perguntou se ela já sabia do resultado, e, aos prantos, novamente eu disse que não; e que era justamente a minha maior angústia no momento. Como voltaria para casa e contaria para ela sobre aquele resultado?

Minha mãe sempre foi uma mulher muito forte. Quase nunca reclamava das situações. Mas se tinha algo que realmente a amedrontava era a "tal da doença", ela nem sequer pronunciava a palavra, porque acreditava que atraía a doença. Lembro de uns três anos antes do diagnóstico de câncer, quando apareceu um cisto em seu seio. Ela teve que realizar uma punção para fazer uma biopsia. Demorou mais de 20 dias para o exame ficar pronto, e, durante todo esse tempo, ela ficou deitada na cama em seu quarto, extremamente depressiva, sem se alimentar porque achava que estava condenada. Felizmente, o exame deu negativo, e era somente um cisto benigno. Mas tal experiência me assombrava com o receio de que agora, com aquele novo resultado e dessa vez positivo, ela desabasse e entrasse em uma profunda depressão, e que isso prejudicasse seu tratamento. Não é rara a presença de transtornos psicológicos, como a depressão e ansiedade, quando são diagnosticados casos de câncer no paciente e em seus familiares, independentemente das fases do tratamento.

Sendo assim, relatei tudo isso para meu professor, que me escutava com toda atenção do mundo. Concordou comigo que a situação era delicada e que falar sobre um diagnóstico de câncer nunca era fácil, nem para o paciente que teria que receber a notícia, nem para o profissional que, em tese, teria que passá-la. Mas ressaltou que minha mãe precisava saber e que isso faria parte do tratamento. Ele tirou todas as minhas dúvidas quanto à doença, os possíveis trajetos que teríamos que percorrer – dentro de seu conhecimento, pois não era oncologista. Orientou-me aonde deveria ir e os passos que deveríamos seguir para dar encaminhamento ao tratamento. E, acima de tudo, fez algo que ultrapassa os limites profissionais: acalmou-me no momento de desespero. Escutou minhas angústias e acolheu-me quando eu mais precisava. Orientou quanto a algumas palavras que eu deveria iniciar a conversa e deu suporte para encarar uma das piores tarefas vivenciadas em minha existência até aquele momento.

Ao me despedir, ele me deu um abraço apertado, disse que estava torcendo por nós e que eu saberia utilizar as palavras certas na hora oportuna. Não sei o porquê, mas aquelas palavras me fortaleceram. Eu já não estava mais perdida. Tinha a resposta para algumas dúvidas de imediato e, com aquilo, já poderia ao menos esclarecer um pouco a situação para minha mãe. Sou eternamente grata a esse professor. Do mesmo modo que ele, outros anjos apareceram em nosso caminho. Serão aqui apresentados mais adiante. Mas, a esse professor, minha eterna gratidão!

Saí do consultório um pouco mais aliviada. Sabia que estávamos apenas começando, mas, ao menos agora, tinha conversado com alguém, tirado minhas dúvidas e já sabia que existia a possibilidade de alguns recursos. O problema do câncer é que na hora em que você tem o primeiro contato com a notícia é como se estivesse recebendo uma sentença de morte. Por experiência própria e por observação enquanto profissional, esse sentimento acompanha a maioria dos pacientes e dos seus familiares, impactando diretamente no tratamento e na forma como ele se manifestará emocionalmente durante todo o percurso.

No meio do caminho em direção ao ponto de ônibus para ir para casa, passei em frente a uma igreja. Nessa época, eu era católica, poderia dizer com toda convicção que era uma cristã praticante. Era catequista, ia às missas todos os domingos, participava das atividades da paróquia no bairro onde morava e procurava viver de acordo com os mandamentos de Deus. Mas essa relação com a religião fica para um outro momento. Entrei na igreja, era início de noite, e poucas pessoas estavam sentadas dispersas em seus bancos fazendo suas orações em silêncio. Sentei-me em um dos bancos e fiquei ali imersa naquele silêncio, pedindo a Deus para colocar as palavras certas na minha boca; e, acima de tudo, para me dar serenidade e racionalidade naquele momento em que eu deveria ser forte para minha família.

Depois de um bom tempo, peguei o ônibus e fui em direção à conversa mais delicada de nossas vidas. Com certeza, minha mãe já imaginava que a notícia não era das melhores, afinal, já estava tarde. Cheguei em casa e já se passava das 21 horas...

MEIAS PALAVRAS...

Comunicação é autoexpressão.
Comunicação é possibilidade terapêutica.
(Dr. Cesar Iria Machado, médico clínico geral e paliativista)

Minha mãe já me aguardava ansiosamente. Tentei demonstrar o máximo de tranquilidade possível. Aliás, segurei-me para manter essa postura por todos os meses que vieram pela frente, comportamento que, no futuro, me custou um pouco caro. Falei que precisávamos conversar sobre o exame e chamei-a para se sentar na mesa da cozinha. Ao sentarmos, era como se ela já esperasse pelo que eu tinha a dizer. Olhou-me com os olhos cheios de lágrimas e disse: *É aquela doença né?!* Como um susto, respondi que sim, que se tratava de um tumor maligno, mas, de maneira completamente atropelada e sem dar tempo para qualquer reflexão, já estendi a conversa dizendo-lhe que faríamos todos os procedimentos necessários e que logo aquilo não seria mais problema e tudo estaria resolvido.

Essa foi a única vez que pronunciamos a palavra tumor maligno, sem nem cogitar falar a palavra câncer. Ao conversar com meu pai sobre o resultado, a situação foi a mesma. Ninguém conseguiu falar abertamente sobre o assunto. Apenas que estávamos passando por um problema de saúde e que logo tudo voltaria ao normal.

Depois de muitos anos estudando sobre os cuidados paliativos, observando os pacientes e refletindo sobre esse momento, percebo o quanto é impactante e extremamente solitário para o paciente receber uma notícia dessas. Aos que têm o privilégio de receber a notícia por um profissional capacitado, o momento já é delicado. As novas e inúmeras informações que serão orientadas imediatamente após o diagnóstico certamente precisarão ser repassadas em outro momento, pois, nesse primeiro contato, a única informação que o paciente registrará é o resultado de seu diagnóstico. Aos que vivenciam essa notificação de maneira não preparada tal qual minha mãe, o impacto é ainda maior.

Receber a comunicação de um diagnóstico de câncer para a maioria das pessoas representa o início de experiências muito sofridas, que geram inúmeras emoções. É bastante comum, nesse período, o paciente vivenciar sentimentos como angústia, incertezas, questionamentos e demora na aceitação da realidade.

Posso dizer com toda a certeza, que aqui foi o início de toda condução desastrosa da doença de minha mãe. Desde o começo, não conseguimos conversar abertamente sobre o assunto. E ela acabou vivenciando todos esses sentimentos sozinha. Eu, dentro de minha ignorância, na tentativa de poupar o sofrimento de meus pais, evitava de todas as formas falar sobre a doença. Meu pai, preso em seu otimismo, não conseguia compreender a gravidade do que estava por vir. Minha irmã, nessa época, estava apenas com 12 anos de idade e, claro, nem mesmo tomou conhecimento sobre o assunto. Fato que também levou a reflexos muito negativos no futuro.

Ao receber a notícia, minha mãe reagiu de maneira que eu não esperava. Chorou de primeiro momento, permaneceu em silêncio por um longo tempo e nada mais questionou. Falou que faríamos o que tivesse que ser feito e pronto! Manteve seu sofrimento totalmente solitário, cultivando um silêncio doloroso na crença de que, quanto menos tocar no assunto, melhor. Dessa vez, chorou muito pouco e muito menos se abateu de imediato, como ocorrera na experiência anterior quando realizou a biópsia de mama e se manteve no quarto até sair o resultado do exame.

Naquele momento, eu preferiria que ela tivesse esbravejado, chorado muito, questionado sobre os próximos passos, contudo não foi o que ocorreu. Sinceramente, não faço ideia do que se passava em sua cabeça. Hoje, chego a pensar que ela já sabia de tudo o que ainda ia ter que passar e, de um modo resiliente, apenas aceitou seu diagnóstico. Aliás, chego a acreditar que todos os pacientes com câncer, intimamente, sabem de sua realidade.

Falar, dialogar, conhecer, exatamente aqui, começa algo que faz toda a diferença tanto para o paciente como para os seus familiares no decorrer da doença: a *comunicação*. Minha mãe nunca conversou abertamente sobre o que estava pensando ou sentindo. Estava com medo? De que estava com medo? Pensava em como seria o futuro? Passava em seus pensamentos a possibilidade da morte? Do mesmo modo que ela, todos da família permaneceram com semelhante conduta. Não tocávamos no assunto e muito menos na gravidade dele. Apenas conversávamos quando voltávamos das consultas ou quando havia novos exames a fazer – situação que se tornou nossa rotina. E, nesse silêncio angustiante, permanecemos por todos os meses que se seguiram.

Ao iniciar os estudos sobre cuidados paliativos, quando tive acesso pela primeira vez ao termo *conspiração do silêncio*, ou *cerco do silêncio*, como também é conhecido, compreendi imediatamente o seu significado. E digo com muita propriedade que a maior parte do sofrimento enfrentado pelos pacientes e por suas famílias está relacionada à ausência de diálogo, à falta de comunicação e ao sufocamento de sentimentos. Todos evitam falar sobre a doença e muito menos falam sobre os seus possíveis desfechos. Queremos saber sobre os próximos passos do tratamento, porém não queremos saber nem falar verdadeiramente sobre o seu prognóstico. Não queremos escutar dos médicos, não queremos conversar entre os familiares, evitamos os amigos porque não queremos falar sobre o que está acontecendo e menos ainda queremos falar com o paciente sobre o assunto. Na verdade, não queremos nem pensar sobre o assunto. Apegamo-nos com todas as forças à palavra *tratamento*, negando e rechaçando qualquer condição além dele.

É muito comum, quando ao serem encaminhados ao consultório médico nas consultas iniciais, os familiares entrarem em contato com antecedência para pedir ao profissional que não conte toda a verdade ao paciente. Fazem isso na tentativa de mascarar a gravidade da situação, ainda mais quando se trata dos primeiros contatos com a doença. Alegam que o familiar não aguentaria lidar com o diagnóstico e que saber da verdade poderia prejudicar todo o tratamento. Isso é muito frequente quando o paciente é idoso. A tendência da família é protegê-lo quanto a qualquer informação negativa, chegando a beirar um cuidado que leva o idoso a uma condição de infantilização, tirando dele toda a dignidade e autonomia sobre sua própria vida. Como eu disse, situações assim são muito comuns em casos de pessoas idosas. Entretanto, pode ocorrer com paciente em qualquer idade. Tudo depende da relação estabelecida na família. Admito que, com a minha mãe, em muitos momentos, mantive essa postura de superproteção e somente hoje compreendo o quanto isso afetou negativamente todos os envolvidos, especialmente a minha mãe.

Na conspiração do silêncio, quando ocorre, todos os personagens são envolvidos. Até mesmo o profissional que, muitas vezes, acaba cedendo às necessidades dos familiares. Nesse momento é que se faz necessário o acompanhamento de profissionais capacitados para lidar com as angústias da família e conduzir da melhor maneira possível o tratamento. Inclusive, atuando diretamente em questões emocionais que permeiam o cuidado de pacientes com doenças como o câncer. Afinal, a carga emocional envolvida é muito grande.

Antigamente, os médicos não questionavam muito sobre até onde deveriam aprofundar a verdade com o paciente e o quanto o próprio paciente deveria decidir sobre seu tratamento. Em sua grande maioria, os médicos e os profissionais, no geral, acabavam participando da postura imposta pela família, de se manter o silêncio. Estudos mostram que, até os anos de 1970, a maioria dos profissionais, cerca de 90% dos médicos norte-americanos, mantinha a postura de não revelar totalmente a verdade do diagnóstico e, principalmente, do prognóstico para o paciente. Contudo, na última década, a opinião a respeito do assunto vem mudando sensivelmente, e a grande maioria dos médicos já passou a valorizar uma comunicação mais transparente e a compartilhar com os pacientes e seus familiares as decisões sobre a condução da doença.

Hoje, com a maior valorização do paciente enquanto ser humano, e não somente enquanto doente, e com a expansão dos cuidados paliativos, o cenário vem mudando gradativamente. Valoriza-se muito mais a participação ativa e as vontades do indivíduo, sendo acolhidos seus medos e respeitadas suas escolhas. Para que isso ocorra, ele precisa ser inserido na condição de protagonista de sua própria história. Mas, afinal, do que se trata a conspiração do silêncio?

Segundo estudiosos, a *conspiração do silêncio* pode ter como definição um acordo explícito ou não para manter o segredo perante alguma situação ou algum acontecimento. Corresponde à omissão da realidade, sustentada entre familiares, equipes médicas e paciente, na tentativa de ocultar a verdade sobre o diagnóstico e sobre a real condição da doença.

Em algumas circunstâncias, a conspiração do silêncio é considerada uma ferramenta adaptativa, não sendo vista de maneira negativa. Em alguns casos, é considerada uma opção, em que a verdade não trará benefícios ao paciente. No entanto, também pode ser considerada uma ferramenta cruel quando permanente. Nesse sentido, pode fazer com que o paciente se sinta desinformado, enganando, incompreendido, sendo capaz de potencializar a percepção dos sintomas vivenciados por ele, por exemplo, agravando quadros de dores físicas. Em situações mais graves, tem a tendência de criar desconforto, angústia e isolamento, podendo gerar dificuldades para o estabelecimento de vínculos entre o paciente e a própria equipe de cuidados. Em outros casos, reiteradamente, atua impedindo despedidas e resolução de assuntos e problemas importantes. Frequentemente, acaba gerando dificuldades na vivência do luto tanto por parte do paciente como dos familiares que terão que lidar com uma possível perda no futuro.

A própria doença torna o indivíduo extremamente vulnerável e a comunicação é *instrumento terapêutico*, tamanha é a sua importância na condução do tratamento. Infelizmente, a experiência vivenciada pela minha mãe foi cercada pelo silêncio e pela dor totalmente velada. Personalidade forte, teve força para lidar sozinha com dúvidas, medos e angústias. Muito mais leve seria se tivéssemos tido uma conversa franca e externado nossos sentimentos. Na verdade, acho que, na grande maioria dos casos, a situação não é muito diferente. Todos sofrem calados na tentativa de demonstrar uma força tóxica que nos consome com o tempo e que, acima de tudo, nos priva de vivenciar o momento, de metabolizar emoções e de nos aproximarmos de um modo que a carga fique mais suave para todos. Na falta de uma comunicação clara, todos se machucam. Sofrem um sofrimento que ficará marcado por toda a vida

Falar a verdade sobre a doença, sobre o prognóstico e seus possíveis desfechos, por mais difícil que o seja, é uma grande oportunidade e até uma bênção para o paciente e para as pessoas importantes que o cercam. Ter pensamento positivo e esperança é diferente de viver o negacionismo da realidade. Quando negamos as possibilidades, sejam elas boas ou ruins, estamos inconscientemente renunciando ao que temos de mais precioso: a oportunidade de expressar todo o carinho, toda a nossa gratidão e todo o amor que sentimos uns pelos outros. Porque acreditamos que sempre teremos tempo para isso mais tarde.

Os dias que sucederam a conversa velada foram preenchidos por uma série de comentários que mais pareciam um mantra na tentativa de se afastar da realidade, dizendo que tudo estaria em breve resolvido, dando espaço à espera angustiante pelo início de um tratamento o mais rápido possível.

A INCERTEZA
NO CAOS EMOCIONAL

*O foco de uma abordagem centrada no paciente
é a preservação da dignidade.*
(Dr. Daniel Neves Forte, médico intensivista e paliativista)

Finalmente, teve início a nossa corrida contra o câncer. Depois de algumas orientações recebidas de amigos, procurei o Centro de Oncologia da cidade. No momento em que cheguei ao ambulatório, deparei-me de imediato com os primeiros impactos relacionados à doença. Era como se fosse uma casa com inúmeros pacientes por todos os lados, pessoas de todas as idades e de diferentes condições socioeconômicas. Desde senhores analfabetos que trabalharam a vida inteira no campo até pessoas bem-vestidas e estudadas. É incrível observar nessas horas o quanto o câncer coloca todos em um mesmo patamar.

Os pacientes lotavam o local, os mais idosos sentados no sofá, alguns escorados na parede carregando seus drenos pós-cirúrgicos, e muitos outros espalhados no quintal esperando do lado de fora. Havia um ar de profunda tristeza entre eles. Alguns pacientes conversavam como se fossem amigos de longa data, afinal, a doença e a dor aproximam as pessoas, mas a grande maioria permanecia ensimesmada em seus próprios pensamentos. Alguns se apresentavam com deformidades no nariz, outros respirando por um orifício pelo pescoço (traqueostomizados), outros com somente a metade do pescoço. Realmente, uma imagem impactante. Naquele momento, eu pensei em apenas duas coisas: como aqueles profissionais lidavam com aquela situação todos os dias? E qual seria a reação da minha mãe ao chegar ali?

Depois desse primeiro impacto, entreguei os documentos necessários e o laudo da biópsia para a secretária. É importante ressaltar o quanto ficamos perdidos e desorientados em momentos como esse; e o quanto as informações adequadas são valiosíssimas quando lidamos com uma doença que nos faz correr contra o tempo. Pois, nesse caso, não é exagero dizer que tempo é vida.

É muito comum no início do tratamento acontecer informações desencontradas, e, com isso, o paciente acabar perdendo um tempo valioso. Isso acontece, principalmente, com idosos que procuram sozinhos os seus atendimentos e com pessoas de pouco grau de instrução. Observarmos esse comportamento em hospitais e em postos de saúde. Por isso, a importância de familiares mais esclarecidos acompanharem seus pares. Você, leitor ou leitora, nunca deixe seus idosos, aliás, nunca deixe quem você ama sozinho na condução de seus tratamentos, principalmente quando a doença for o câncer.

Depois de um tempo, a secretária me disse que só teria consulta para algumas semanas, pois a agenda estava lotada. Eu não duvidei depois de ver tantas pessoas espalhadas pelo consultório. Mas, nesse momento, começaram as minhas primeiras descompensações com o andamento do tratamento. Nunca tive vergonha de pedir ajuda nos momentos de necessidade, principalmente quando o assunto se trata de pessoas que eu amo. Eu tinha um nó na garganta, quando me vi em desespero, em lágrimas. Disse que minha mãe estava com muita dor e com um tumor enorme no braço. A secretária se comoveu com a história e deu um jeito de conseguir um encaixe. Conseguimos a consulta para a mesma semana.

No serviço público ou no privado, o que faz muita diferença na vida dos pacientes é a boa vontade dos profissionais. Seja ele o médico, a enfermeira, a secretária ou o segurança que fica cuidando do lado de fora, a boa vontade, quando colocada em prática, abre portas e suaviza o caminho que já é bastante tortuoso. Por todos os meses que percorremos nos hospitais, muitos foram os profissionais que, com certeza, estavam no emprego errado, mas também tivemos a sorte de conhecer profissionais maravilhosos que marcaram nossas vidas, nos confortaram e nos ajudaram nos momentos de dificuldades; profissionais que são lembrados com muito carinho.

Enfim, o dia da consulta chegou. Tanto minha mãe quanto eu estávamos apreensivas, ansiosas para ver tudo encaminhado. Logo que chegamos ao consultório, como eu havia previsto, minha mãe comentou: *Que lugar é esse?* A primeira impressão foi um tanto assustadora. Quando não temos contato próximo com a doença, não somos capazes de imaginar a proporção de suas sequelas físicas. Nas primeiras consultas, minha mãe saía bem deprimida por ver tanto sofrimento. Depois de um tempo, os retornos às consultas passaram a ser encarados de maneira mais suave.

Entramos para a consulta e demos de cara com um médico sério e bastante firme em sua fala. Ao nos sentarmos, ele olhou para minha mãe e disse: *Deu um probleminha aí no braço, Dona Maria?* Nesse momento, ele conquistou minha mãe e, mesmo sendo direto em alguns comentários, foi o seu médico preferido.

E minha mãe que sempre mantinha seu bom humor comentou: *Pois é, Doutor, estou andando com uma bola de tênis no braço.*

E assim ela conseguiu quebrar o gelo, dando a oportunidade de todos rirem um pouco e seguirmos menos tensos. Ao ler o laudo da biópsia, o médico novamente voltou a fisionomia séria e disse que o câncer que ela tinha era um tipo raro; que o tumor já estava bastante grande e que precisava ser realizada uma cirurgia para remoção o mais depressa possível. Disse a ela que do resultado da cirurgia dependiam os próximos passos do tratamento. Preencheu vários papéis e orientou-nos a marcar os exames necessários para agendarmos a cirurgia.

Minha mãe não fez muitas perguntas. Somente queria saber se, depois da cirurgia, tudo estaria terminado. Mais uma vez, ele repetiu que, só depois da cirurgia e dos exames, poderia saber quais condutas deveriam ser tomadas. Eu, naquele momento, estava tão nervosa que nem consegui falar direito. Mas em meus pensamentos uma dúvida martelava: esse tipo de câncer levava à metástase? Mas, ao mesmo tempo, eu não podia fazer essa pergunta na frente de minha mãe. Ela já estava lidando com preocupações demais para ter que pensar em mais aquela. Terminada a consulta, saímos em direção à recepção para receber orientações quanto ao agendamento de exames e do retorno. Nesse momento, deixei minha mãe sozinha na recepção e voltei correndo para o consultório, na tentativa de sanar a dúvida que me incomodava. E, infelizmente, o incômodo não era à toa.

O médico me confirmou que sim! O tumor apresentava como consequência causar metástase pulmonar e, por termos demorado muito para chegar até ali, poderia ser provável que isso acontecesse. Mas só teríamos certeza após a realização dos exames que ele havia acabado de pedir. Aquilo foi como um balde de água fria. Saí daquele consultório mais ansiosa do que havia entrado. Se não bastasse aquele tumor extremamente visível, agora a preocupação era se as células malignas já haviam se espalhado para outras partes do corpo, dificultando todo o tratamento. Mais uma vez, mantive a postura de uma pseudoproteção e não comentei nem uma só palavra com minha mãe nem com meu pai. Passei meses remoendo essa informação sozinha.

Saímos do consultório e imediatamente fomos agilizar a marcação dos exames indicados: exames pré-operatórios e, para mim, o temido raio-x de tórax.

Até conseguir chegar ao médico especialista, nesse caso o Dr. Gabriel, muito tempo se passou. É uma caminhada longa até que ocorra o acerto de rota do tratamento. Mas, depois dessa primeira consulta, as coisas andaram com maior facilidade. Estávamos no ano de 2005, ainda não existia a lei que preconizava a aceleração dos atendimentos aos pacientes oncológicos. Mesmo assim, não podemos reclamar. Os exames foram imediatamente agendados, os resultados saíram, e a cirurgia foi marcada.

O que não contávamos era com o nervosismo interno de minha mãe. Ela sempre teve tendência à hipertensão. Tomava remédios para controlá-la, mas, mesmo assim, o seu nível de ansiedade não deixou o medicamente realizar seu efeito. Na primeira tentativa para retirada do tumor, fomos surpreendidos pelo contratempo da ansiedade. Minha mãe estava tão nervosa que não foi possível realizar a cirurgia. Sua pressão arterial ficou tão elevada que não era possível prosseguir com a intervenção. Foi cancelada e, assim, perdemos mais algumas semanas até conseguir um novo agendamento para a cirurgia.

Algumas semanas se passaram, minha mãe tentava se acalmar, apesar de toda ansiedade. Todos tentavam se acalmar reciprocamente. E novamente o grande dia havia chegado. Foi uma das imagens mais marcantes registradas em minha memória. Minha mãe com aquela roupinha verde, de touca na cabeça, sentada no sofá de espera do centro cirúrgico com um olhar que transmitia todos os sentimentos do mundo. Um olhar de medo e de esperança. Ficamos ali nos olhando, sem dizer uma só palavra até irem buscá-la para a cirurgia. Ao levá-la para o centro cirúrgico, a enfermeira disse que, após a cirurgia, eles avisariam pelo telefone o momento em que ela fosse encaminhada para o quarto, para que alguém pudesse acompanhá-la. Nesse momento, nem cogitei a possibilidade de sair daquele hospital. Disse que aguardaria ali e que gostaria de saber quando a cirurgia terminasse.

Foi o que aconteceu. Depois de quase quatro horas de angústia, na sala de espera do centro cirúrgico, o Dr. Gabriel apareceu. Ele certamente não imaginava que eu estivesse ali. Levou um susto quando me viu chamá-lo pelo nome. Apesar do susto inicial, acalmou-me dizendo que tudo tinha ocorrido bem na cirurgia, porém, que a extensão da cirurgia era muito grande, sendo retirado quase um quilo de tumor. A preocupação dele no momento era se, após a retirada de tanto tecido – porque, além do tumor estar muito grande, ele ainda teve que retirar uma margem boa para evitar a recidiva de células malignas no local –, a vascularização permaneceria intacta. Corria-se o risco da necessidade de uma amputação do membro. Mas somente as horas seguintes poderiam dizer se a cirurgia tinha sido efetiva ou não.

Essa condição não havia passado pela minha cabeça, ainda. Naquele momento, a minha única preocupação era com o estado da minha mãe no pós-cirúrgico. Eu conhecia sua personalidade e sabia que logo que acordasse ficaria ansiosa, e, com isso, a chance de um pico hipertensivo me preocupava. Nessa situação, foi que eu conheci um dos primeiros anjos em nossa jornada. Seu nome era Daniel, um técnico de enfermagem que estava responsável em acompanhar os pacientes que vinham do centro cirúrgico. Do corredor, eu observava que ele era quem encaminhava os pacientes para o quarto depois do tempo apropriado de observação do pós-cirúrgico. Ele também havia percebido que eu não saia do corredor, especificamente, da porta em que ele trabalhava. Depois de algumas horas de minha atitude incansável, ele mesmo veio me perguntar se eu precisava de alguma coisa. Comentei que estava esperando minha mãe, que havia realizado uma cirurgia no braço e era hipertensa, e eu tinha medo de que acontecesse alguma coisa e, por isso, estava ali tão ansiosa, parecendo um verdadeiro cão de guarda na porta.

Ele simplesmente falou que imaginava quem era minha mãe e entrou novamente. Tamanha foi minha surpresa quando ele retornou na porta e disse: *Aqui está uma roupa para você usar. Se vista e entre por alguns minutos para ficar com ela. Eu não posso fazer isso, mas também não aguento ver você aí fora por tanto tempo.*

Nesse momento, minha felicidade era tanta que minha vontade era de abraçá-lo. Eu sabia que não era possível familiares na sala de recuperação, e isso fez com que eu admirasse a sua empatia e fosse eternamente grata a esse anjo em forma de técnico de enfermagem. Para muitas pessoas que nunca passaram por uma situação de enfermidade de um ente querido, pode ser difícil compreender o que isso significa. Mas, para quem já vem de um histórico de indiferença e descaso na saúde, que sempre dependeu do SUS, atitudes como essas são um bálsamo. Representam aqueles pequenos detalhes que fazem toda a diferença, que devolvem a dignidade, que marcam a nossa existência.

Ao entrar na sala, lá estava minha mãe. Já acordada, sem dor e com os parâmetros fisiológicos dentro da normalidade. Naquela época, eu só sabia verificar a pressão arterial e os batimentos cardíacos. E pelo pouco que eu sabia, estavam dentro do esperado. E isso pra mim já estava ótimo. Pelo menos para me sentir um pouco mais tranquila. Meu peito se encheu de alegria ao falar com minha mãe e conferir que estava tudo bem. Ela também ficou muito feliz e, mesmo meio grogue pelos efeitos da anestesia, me perguntou o que eu estava fazendo ali dentro. Nós duas rimos, e eu disse que não era fácil ela se livrar de mim.

Algumas longas horas de espera passaram-se até que ela fosse encaminhada para o quarto. Apesar do alívio de sua estabilidade após a cirurgia, confesso que ficamos um pouco apreensivas com a chegada ao quarto. Era um ambiente pequeno, onde já se encontravam três senhoras, e minha mãe era a quarta paciente. Apesar do susto da quantidade de pessoas por metro quadrado, estávamos extremamente felizes. Aquele enorme caroço já não mais estava em seu corpo, e ela estava bem, consciente, sem dores e com a expectativa da cura tão sonhada.

Quando falamos em cuidar de pacientes com câncer, muitas variáveis devem ser levadas em consideração. E, por mais gratos que podemos ser ao poder realizar uma cirurgia e estar em um hospital buscando a melhora, alguns aspectos precisam ser considerados e, acima de tudo, valorizados. Como eu disse anteriormente, o quarto estava cheio de pacientes, algumas com acompanhantes e outras não. Uma senhora em especial me chamou a atenção. Já devia ter quase seus 70 anos de idade e estava sozinha. Parecia muito humilde, porém detentora de uma educação inglesa. Passei a noite intercalando entre as necessidades de minha mãe e as dela. Não compreendia como uma senhora naquelas condições estava sozinha em uma internação.

Essa foi nossa primeira noite no hospital e foi também meu primeiro contato com a morte. Depois de um longo plantão intercalando cuidados entre as duas, a uma altura da madrugada, a senhora me chamou para dizer que gostaria que eu fechasse a janela, justificando que tinha uma moça de vestido branco chamando-a para sair. Naquela época, eu morria de medo de assuntos aparentemente sobrenaturais. E um frio correu em minha espinha, pois, afinal, o quarto em que estávamos era no segundo andar, sendo impossível alguém passar caminhando pelo lado de fora da janela. Mais do que depressa, eu fechei a janela, cobri a senhora com o lençol e disse que ela precisava descansar um pouco. Foi a última vez que eu e qualquer um dessa dimensão falou com aquela senhora. Isso já eram mais de quatro horas da madrugada. Na ronda das seis horas da manhã, quando a técnica de enfermagem passou para verificar seus sinais vitais, ela já estava morta. Partiu silenciosamente sem avisar ninguém.

Tal experiência me ensinou duas coisas que, no futuro, eu tomaria conhecimento de que são situações comuns vivenciadas por pacientes com câncer. A primeira, no que diz respeito à total falta de privacidade que essas pessoas, juntamente aos seus familiares, são submetidas. A grande maioria da população brasileira, quando necessita de cuidados hospitalares, independentemente do estágio que se encontra a doença, sempre dividirá o quarto com demais pacientes. Em média, com três, quatro e até seis em um mesmo ambiente. Essa condição, com frequência, acentua sentimentos relacionados à falta de privacidade, à dignidade e, inevitavelmente, de angústias. Não é raro esses pacientes, que já se encontram bastante fragilizados físico e emocionalmente, vivenciarem a piora gradativa e, consequentemente, a morte de seus colegas de quarto. Sobrando para os que ficam o sentimento de "será que eu sou o próximo?".

O nosso primeiro contato com a morte em um quarto de hospital, pode-se dizer que, apesar de impactante por eu ter sido a última pessoa a conversar com a educada senhora, foi uma experiência tranquila. Pois nossa amiga morreu no silêncio de seu sono. Algo que não é o comum na maioria dos casos. Geralmente, os momentos finais de pacientes com câncer, ainda mais na ausência de cuidados paliativos, são recheados de dor, momentos de alucinação e, em algumas situações, por muita falta de ar e sofrimento. É um momento intenso e extremamente difícil para todos que acompanham – seja familiar, seja profissional da saúde, mas, principalmente, para os demais pacientes que estão no entorno. Alguns, quando providos de condição física, saem do quarto para não acompanhar o sofrimento. Mas muitos sem condições de levantar da cama são obrigados a presenciar esse momento, impactando de forma sensivelmente negativa a sua condição emocional.

O segundo aprendizado foi no que diz respeito à semelhança nos momentos finais de quem se encontra próximo à morte. O comentário da senhora de que uma mulher de vestido branco estava do lado de fora da janela a lhe chamar marcou-me muito. De alguma forma, aquela senhora já estava me alertando que, em algum lugar, alguém a esperava e que a sua morte estava próxima. Mais adiante, eu tive a oportunidade de reviver essa situação de outra perspectiva. Mas essa parte da história fica para um outro momento. O que quero dizer de imediato é que muitos pacientes apresentam o mesmo relato quando se aproximam da morte. Enquanto profissional, sempre fiquei atenta a comentários como esses e pude perceber que são corriqueiros. Aos mais céticos, a justificativa pode ser apenas a consequência de uma queda do nível de consciência que ocorre quando o paciente está próximo da morte. Mas, para mim e para muitos profissionais mais abertos quanto à espiritualidade, tal fenômeno pode estar relacionado realmente com um ritual de passagem. Sem dúvida, é um assunto digno de estudo e, certamente, daria muitos livros. É um momento misterioso e especial, que pode ajudar a preparar tanto o paciente quanto os seus familiares.

Depois dessa noite, não somente minha mãe, mas todos no quarto ficaram muito chateados. O silêncio tomou conta do resto da manhã após a retirada do corpo da querida senhora.

Quanto à minha mãe, ficou ainda mais introspectiva. Não verbalizava o que estava pensando, mais seu corpo a denunciava que, por dentro, estava aflita. Isso porque, na maior parte das vezes que mensuravam sua pressão arterial, ela estava alta. Mas, aparentemente, seu semblante era de calma. Minha mãe sempre foi muito forte e evitava ao máximo pedir ajuda. Era daquelas mulheres que não gostava de depender de ninguém para nada. Penso até que esse foi um momento de aprendizado para ela. Ter que depender de alguém para ir ao banheiro, para comer e para se vestir eram situações novas que ela resistia imensamente. Vinte e quatro horas após a cirurgia, tudo corria bem. O dreno colocado em seu braço funcionava bem, os movimentos de sua mão estavam normais, e a circulação, que era o que preocupava o cirurgião, aparentemente estava normal.

Assim se passaram exatos oito dias até que minha mãe pudesse receber alta. Pela extensão da cirurgia e pela possibilidade de complicação vascular, o médico optou por deixá-la por mais tempo no hospital, caso ocorresse qualquer inconveniente. Minha mãe não imaginava o motivo da demora em poder voltar para casa. Pois, como desde o primeiro contato, eu pedi novamente ao médico para que ele não comentasse a possibilidade de amputação, caso complicasse o processo de vascularização. Mas, apesar dos longos dias dentro do hospital, felizmente, no final deu tudo certo. Tanto a parte de sensibilidade nervosa quanto a de irrigação sanguínea e linfática do braço de minha mãe estavam preservadas. Finalmente, pudemos voltar para casa, apenas com as orientações de cuidados com o dreno e com a rotina de curativos.

O sentimento de angústia e incertezas agora dava espaço à alegria e gratidão. Parecia que finalmente nossas vidas voltavam à normalidade depois de meses de desassossego. Minha mãe estava em casa! Estava bem, sem dor, com poucas restrições de movimentos, mas, principalmente, estava sem aquele tumor enorme em seu corpo. Estávamos todos tão felizes que a alegria não cabia no peito.

SOBRE AS RELAÇÕES HUMANAS

É nos momentos frágeis e difíceis que as pessoas se revelam, expõem o que tem de melhor e pior. E é só nesses momentos que conseguimos enxergar a verdadeira natureza humana, com toda sua complexidade e todo o seu encanto.
(Dra. Ana Coradazzi, oncologista e paliativista)

Os dias após a alta hospitalar seguiram-se bem. Nenhuma complicação com os pontos nem com a cirurgia de maneira geral. Agora minha mãe estava em casa e sem aquele pesadelo que nos atormentava quando olhávamos para o seu braço, e era isso o que mais importava nesse momento. Todos estavam muito otimistas com a sua recuperação. Apesar de ter trocado uma bola de tênis por um cachorrinho que a acompanhava por todos os lados – era como minha mãe se referia ao dreno que usava para drenar as secreções da região da cirurgia –, ela estava bem, se alimentava de maneira adequada, não sentia dores, nem incômodos maiores. Fazíamos o curativo em casa uma vez ao dia e uma vez por semana íamos ao consultório para o Dr. Gabriel avaliar o andamento da cicatrização.

Essa fase do tratamento foi o período de maiores aprendizados no que diz respeito às relações humanas e à importância delas em momentos de dificuldades. Como eu disse no capítulo anterior, muitas foram as boas pessoas que cruzaram nosso caminho e, nessa fase em particular, foi quando elas mais atuaram. Logo que foi de alta para casa, os primeiros curativos foram realizados por uma amiga de minha mãe, alguém que ela gostava muito. Ela era enfermeira, jovem, e minha mãe a considerava uma filha. Confesso que, por alguns momentos, eu até sentia ciúmes, porque minha mãe parecia manifestar mais afeto a ela do que a mim.

Minha mãe sempre foi mais contida com relação a expor sentimentos, por isso, quando manifestava, realmente era algo a ser valorizado. Talvez esse tenha sido o motivo de me despertar uma pontinha de ciúmes da sua relação com essa moça. Mas o importante é que essa amiga nos ajudou muito. Sempre que aparecia, deixava minha mãe mais tranquila e acabou me ensinando a fazer os curativos de maneira impecável. Depois de alguns dias, eu já os realizava sozinha e perfeitamente bem.

Uma vez por semana, tínhamos que voltar ao consultório. Apesar do estigma que o ambiente nos proporcionou, já não era mais tão difícil e desconfortável ir até lá. Minha mãe até gostava, porque dizia que ia ver o seu médico bonitão. Ela sempre o deixava constrangido e com rubor na face quando falava isso. Mas era a sua maneira carinhosa e brincalhona de demonstrar gratidão.

Com a rotina e agora que não havia mais a presença daquele tumor, começamos a observar e a interagir melhor com as pessoas que estavam ali. Momentos de angústia e incerteza fazem com que nos fechemos às relações, isolando-nos do mundo, muitas vezes, fazendo com que percamos a oportunidade de conhecer pessoas maravilhosas. Nessa fase, como já estávamos mais tranquilas, começamos a conversar com as pessoas à nossa volta e conhecer suas histórias.

Uma delas é uma personalidade admirável que não podia ficar de fora de nossas memórias. É a enfermeira Helena. Um ser de luz que, todas as vezes que chegávamos, estava lá com um sorriso no rosto e um aconchego na fala. Eu não entendia como que em um lugar daqueles, de tanto sofrimento e dor, poderia existir uma pessoa tão alegre e positiva. Ela tratava todos os pacientes com carinho e alegria. Por onde passava, até os mais rabugentos levantavam o canto da boca para sorrir. Ela realmente estava onde deveria estar, fazendo o bem para as pessoas. Era ela quem realizava o curativo de minha mãe, que, sempre que saíamos de sua salinha, ficava de alto astral, mais animada e otimista com o tratamento. Ela tinha o dom de espantar a tristeza dos pacientes que tocava – e posso dizer que dos familiares também.

Sou daquelas que acredita na energia das pessoas, dos ambientes e dos momentos, que nos sintonizamos com os afins e que interagimos de maneira consciente ou não com todos aqueles que encontramos. Penso que, quando uma pessoa decide ir para área da saúde, deve ter em mente que toda sua manifestação, seja ela positiva ou não, interferirá no tratamento de seu paciente. Por isso, a importância de o profissional gostar realmente do que faz e estar satisfeito em seu local de trabalho. A enfermeira Helena certamente estava fazendo o que ama e, consequentemente, influenciava de maneira positiva a reabilitação de seus pacientes. É um exemplo de que, quando se ama o que faz, faz bem-feito e faz a diferença na vida das pessoas. Sempre que minha mãe a encontrava em outros setores do hospital, abria um sorrisão e dizia: *Aquela é meu anjo da guarda*. Ela simplesmente marcou a minha mãe, positivamente.

Da mesma forma, para aqueles profissionais que não sentem a alegria e o entusiasmo de acordar todas as manhãs e pensar o quanto é útil e feliz em sua profissão, algo deve ser repensado. Lidar com pessoas, ainda mais em momentos de vulnerabilidade como é o caso de pessoas enfermas, sejam elas de câncer ou não, é uma verdadeira arte. E estar atento e sensível para suas necessidades requer muito mais do que somente técnica e conhecimento. Requer humanidade, sensibilidade e empatia. E, seguidamente, até um esforço sobrenatural para nos mantermos bem, mesmo quando a vida pessoal não está boa. Como eu sempre digo em minhas palestras sobre humanização na saúde: "o profissional teve a opção de estar ali, o paciente não escolheu estar doente, muito menos estar em um hospital". Sendo assim, da mesma forma que o profissional pode marcar positivamente os seus pacientes, também pode ser lembrado negativamente. Basta pensar de que maneira você, enquanto profissional, deseja ser lembrado pelos seus pacientes. Após 17 anos, emociono-me ao encontrar Helena, a enfermeira que, apesar de fazer parte de uma fase triste de minha vida, me aparece com aquele sentimento reconfortante de acolhimento.

Outra personalidade que marcou nossas vidas foi a melhor amiga de minha mãe, a querida Claudinha. Elas eram muito amigas. Conheceram-se no curso de técnico de enfermagem e nunca mais se separaram. Elas eram mais apegadas do que irmãs. Minha mãe sentia quando a Cláudia não estava bem, e a Cláudia sentia quando minha mãe estava mal. Já se comunicavam até por telepatia. Acho que se tratavam daquelas almas que se reencontram de outras vidas e que de cara se reconhecem. Assim era a amizade delas. Coisa linda de se ver. Sentimento raro de encontrar. Minha mãe sabia tudo sobre a Cláudia, e vice-versa. Elas se viam e conversavam todos os dias. Chegava a ser engraçado. Logo que descobrimos a doença de minha mãe, a Cláudia ficou arrasada. Chorava muito e precisou de alguns dias longe para digerir a situação. Mas, mesmo assim, foi nosso esteio.

Nessa fase de nossas vidas, não tínhamos uma condição financeira muito boa. Meu pai ganhava muito pouco como vigia, e minha mãe fazia alguns bicos para ajudar no orçamento quando o bicho pegava. O dinheiro era contado, e às vezes não tínhamos nem para pagar a passagem do ônibus na hora de ir para o hospital.

A Cláudia tinha um coração de ouro. Ajudava sempre que precisávamos com o que fosse e, quando minha mãe ficou doente, ajudou ainda mais. Não tínhamos carro, e a Cláudia foi a motorista mais dedicada que qualquer amigo poderia ter. Ela sempre queria levar minha mãe até as consultas e os exames. Minha mãe, que não gostava de incomodar, às vezes, omitia as datas dos retornos. Elas pareciam duas amigas adolescentes. E, de uma maneira suave, levaram essa amizade até os últimos momentos de suas vidas. A nós, enquanto família, só nos resta o sentimento de eterna gratidão por ter alguém tão especial e marcante como foi a Cláudia, que, mesmo diante da maior dificuldade de nossas vidas, esteve ao nosso lado.

Em situações de adoecimento que envolve muito sofrimento como no caso do câncer, as relações humanas são colocadas à prova. Nem todas as pessoas conseguem lidar com tamanha demanda, ficando evidente a importância do estabelecimento de vínculos verdadeiros. Ter pessoas realmente ao seu lado em um momento tão delicado só reflete o que foi cultivado enquanto a saúde se fazia presente. É muito comum casos de pacientes oncológicos que levam o seu tratamento completamente sozinhos, sem familiares, sem amigos. Ou, até mesmo, pacientes que, quando doentes, são surpreendidos com o valor das amizades, pois não têm o apoio da família.

Condições como essas que acabei de citar dizem muito sobre o próprio paciente. A condução de seu tratamento com assistência ou não de familiares e amigos será consequência do que a pessoa cultivou e valorizou enquanto estava saudável. Pode parecer um tanto fria essa afirmativa, mas é a realidade. É muito comum vermos pacientes abandonados em hospitais nos seus últimos momentos de vida sem familiares e sem amigos.

O câncer tem o poder de mostrar o valor e a importância das relações que cultivamos ao longo da vida. Se construímos laços de amizades verdadeiros pautados no carinho e no respeito, nunca estaremos sozinhos. Caso contrário, o oposto também é verdadeiro. Minha mãe sempre foi uma pessoa muito assistencial, fazia curativos em amigos quando faziam alguma cirurgia, aplicava injeções quando estavam fazendo algum tratamento, cuidava de crianças quando na vizinhança os pais precisavam trabalhar, enfim, sempre ajudava no que podia as pessoas à sua volta. Penso que, por isso, mesmo com as dificuldades, sempre teve muita sorte de ter pessoas boas ao seu lado.

Assim os dias se passaram, e, rodeada de amor e cuidados da família e de seus anjos da guarda, minha mãe foi se recuperando. Após quase duas semanas em casa, o dreno foi retirado, e os pontos estavam quase cicatrizados. Parecia realmente que tudo ia voltar ao normal. Meus pais e eu não cogitávamos a possibilidade de algo que não fosse a cura. Afinal, minha mãe estava realmente bem, e seu braço agora estava livre da doença. Nem imaginávamos que a batalha contra o câncer estava apenas começando.

A RADIOTERAPIA – ESTAMOS TODOS NO MESMO BARCO!

Sempre vejo declarações falando das coisas boas que o câncer traz e, na maioria das vezes, isso diz respeito a amizades que começaram nas trincheiras de combate à doença.
(Ana Michelle Soares, jornalista e paciente paliativa)

Um mês após a cirurgia, fomos apresentados definitivamente ao tratamento oncológico. Na consulta de retorno, o Dr. Gabriel nos avisou que, devido à extensão do tumor e à impossibilidade de garantir que todo o tecido afetado teria sido retirado, era necessária a realização de algumas sessões de radioterapia, com intuito de eliminar qualquer resquício de células malignas na região.

Fomos encaminhadas ao médico radioterapeuta que, depois de uma avaliação minuciosa, deu seu veredicto. Seriam, no total, 33 sessões de radioterapia. Fomos orientadas sobre todos os cuidados no decorrer do tratamento e dos possíveis inconvenientes que ele poderia causar. A radioterapia é uma terapia que pode ser utilizada em associação tanto à cirurgia quanto à quimioterapia. Tem por finalidade a aplicação de uma carga de radiação na região específica, com o objetivo de destruir ou impedir o crescimento das células do tumor, controlar sangramentos, dores e reduzir tumores que estejam comprimindo outros órgãos.

No caso de minha mãe, o objetivo da radioterapia era garantir a eliminação de qualquer célula maligna que por ventura tivesse restado após a cirurgia. De imediato, o sentimento foi uma mistura de medo e gratidão. Medo por perceber que as preocupações com relação à doença não tinham acabado e não sabíamos o que vinha pela frente, e gratidão por poder começar o tratamento de radioterapia de uma maneira tão rápida. Quando somos marcados pela experiência traumática de espera e descaso na saúde, qualquer atenção e agilidade passa a ser valorizada, mesmo quando a notícia não é das melhores. Ao menos, sabíamos que minha mãe estava sendo cuidada e tratada com dignidade, e isso fazia toda a diferença.

Minha mãe sempre se mostrava otimista, pouco se queixava. Deu início a uma rotina intensa e cansativa do tratamento. Afinal, eram 33 dias seguidos, com folga apenas nos finais de semana. Tinha que sair de casa antes das sete horas da manhã em um ano dos piores invernos que a cidade havia registrado. Talvez essa condição possa soar natural para quem tem o privilégio de uma situação financeira confortável, o que não era a realidade de minha mãe.

Quando a definição de cuidados paliativos diz que o paciente deve ser visto de maneira integral, valorizando suas necessidades do ponto de vista físico, emocional, espiritual e social, é dessa realidade que está se falando. Ter a possibilidade de realizar um tratamento contra uma doença grave como o câncer não significa tudo. Muito pelo contrário, a radioterapia, ou a quimio, é apenas uma parte do tratamento. Em momentos como esse é que vem à tona todas as dificuldades que a pessoa, em sua realidade social e emocional, pode passar.

Muitos pacientes não têm condições de comprar as medicações quando essas não são disponibilizadas na rede pública. Outros são esteio da família e não podem parar de trabalhar porque precisam levar o sustento para casa. Essas são apenas algumas das realidades vivenciadas por inúmeros pacientes em tratamento oncológico que se somam às dificuldades impostas pela doença. Sendo, portanto, tão necessária a valorização do conceito de dor total criado pela percursora dos cuidados paliativos Cicely Saunders. O paciente sofre não somente pela doença física que o acomete, mas por todas as mudanças que ocorrem nas diferentes esferas de sua vida.

Como eu disse anteriormente, nossa condição financeira não era das melhores. Dependíamos de transporte público para dar continuidade ao tratamento. Por mais que a Cláudia, amiga amparadora de minha mãe, nos ajudava com relação ao transporte, várias vezes, minha mãe não admitia que ela a levasse todos os dias, afinal, ela também tinha sua família. Então, na maioria das vezes durante a realização da radioterapia, minha mãe ia de ônibus. Aqui ficaram evidentes duas situações que os pacientes em tratamento oncológico podem enfrentar. A primeira é o fato de depender da educação e bondade das pessoas para a utilização do meio de transporte público. Minha mãe, devido à cirurgia, só podia utilizar um braço para se segurar. E nem sempre as pessoas se disponibilizavam para lhe dar um acento. Infelizmente, o nosso senso de coletividade ainda é muito baixo para termos a sensibilidade de enxergar a necessidade de um desconhecido que está do nosso lado dentro de um ônibus.

A segunda situação é o fato de nem sempre as pessoas terem condições de se deslocarem até o local de tratamento. Em nosso caso, tínhamos o privilégio de minha mãe ter boa mobilidade. Conseguia ficar em pé e caminhar com as próprias pernas. A maior dificuldade era a realidade financeira, pois, frequentemente, não tínhamos o dinheiro para pagar a passagem, ou ele só era suficiente para ela ir sozinha ao hospital. Para quem não vivenciou essa realidade pode parecer besteira ter que ir sozinha a uma sessão de radioterapia. Mas não é!! Ninguém deve passar sozinho por nenhuma fase de um tratamento de câncer, independentemente da situação.

Somente depois de algumas sessões é que descobrimos que pacientes em tratamento oncológico têm o direito de andar de ônibus sem pagar. Esse é um dos benefícios do paciente que, muitas vezes, não é informado. Para nós, esse direito foi extremamente valioso, porque, pelo menos assim, só teríamos que conseguir o dinheiro para pagar a minha passagem. Creio que esse benefício deva ser estendido ao acompanhante. Pois, assim como o paciente, a pessoa que o acompanha também deveria poder andar de ônibus sem a necessidade de pagar. Afinal, ter alguém ao lado faz parte do tratamento.

Para aqueles pacientes acamados e que moram em regiões distantes, hoje se disponibiliza o transporte social, que pode ser individual, para um único paciente, ou coletivo, que fica responsável por levar e buscar todos os pacientes de determinada cidade vizinha ou região. É algo que ajuda milhares de pacientes. Muitos saem de madrugada de suas casas e só retornam no final do dia, pois dependem que todos tenham terminado suas consultas e seus tratamentos. A maioria não tem condição financeira de se alimentar durante o período de espera, tornando a rotina extremamente exaustiva. Isso porque, além de ter que contornar as dificuldades impostas pela doença, o paciente ainda tem que lidar com as necessidades sociais.

Nesse período do tratamento, passamos por inúmeras adversidades. Desde a dificuldade com o transporte, até detalhes como não ter dinheiro para comprar um chuveiro, e minha mãe ter que tomar banho gelado em pleno inverno. Várias são as condições que se somam quando a doença bate à nossa porta. Parece que todas as dificuldades sopitam. Situações que, quando temos saúde, nem damos tanta importância. Nesses momentos de maiores dificuldades, eu me colocava a pensar por que minha mãe tinha que passar por tudo aquilo? Por que tinha que sofrer tanto? Por que tudo aquilo estava acontecendo com a nossa família? E o que mais me doía: minha mãe não se queixava de nada. Enquanto eu esbravejada contra Deus e o mundo, ela apenas me olhava com um olhar triste e resiliente.

Mas nem tudo foi só dificuldade. Também teve muito aprendizado. Foram dias muito ricos, tanto para minha mãe quanto para mim. O período de um pouco mais de um mês até completar todas as sessões de radioterapia foram recheados de novas amizades, de afeto, carinho e de preocupações sinceras de pessoas que a gente acabara de conhecer.

Foram nesses 33 dias que eu comecei a perceber o quanto a pessoa acometida pelo câncer é um ser especial. São pessoas que, por algum motivo, são verdadeiros mestres na valorização da vida. Apesar da insegurança e do sofrimento, conseguem em sua maioria extrair o que mais importa nessa jornada. São dotados de uma inteligência evolutiva e de uma sensibilidade quanto ao que realmente devemos valorizar, como: a compreensão, as relações humanas e a gratidão. Algo que, com frequência, infelizmente, somente quem está na corda bamba consegue enxergar.

Confesso que, nas primeiras sessões de rádio, tentávamos nos esquivar das rodas de conversar e das perguntas. Afinal, quando você é novo no ambiente, todos querem saber da sua história. Alguns porque realmente se importam, outros apenas por curiosidade. Mas, no fundo, todos querem de alguma maneira trocar experiências, não se sentir sozinhos.

Esse comportamento é muito comum quando o paciente precisa fazer um tratamento que dura muitos dias. Isso serve tanto para a rádio quanto para a quimioterapia. Dependendo do tipo de câncer, da extensão e da localização é que se mensura o número de sessões. E depois de estabelecido o tratamento, o paciente deve ir todos os dias no mesmo horário para a realização dele.

Essa rotina acaba aproximando as pessoas que fazem parte dela, desde profissionais até os pacientes. Entre os pacientes, essa condição é ainda mais forte. Porque um se identifica na dor do outro, compartilham suas histórias, trocam receitas, chás milagrosos e até simpatias. Minha mãe chegou a fazer amizades fortalecedoras. Uma das principais foi com uma senhora uns 10 anos mais velha que ela, porém, cheia de vida e atitude. Se não fosse pelo lenço na cabeça, ninguém imaginava que estava em uma batalha contra um câncer. Daquelas mulheres que não se abatem por pouca coisa e que encaravam o tratamento com a maior naturalidade. Você nunca a via reclamar e sempre estava a melhorar o ânimo de quem se encontrava deprimido. Era o tipo de pessoa que se sentia bem assistindo os outros. Ela acabou incentivando minha mãe a não ficar parada, evitando que passasse muito tempo de cabeça vazia, só pensando na doença. E foi com esse intuito que lhe ensinou a fazer lindos cachecóis. Algo que em algumas semanas já estava até ajudando no orçamento da casa.

Minha mãe começou a fazer tantos cachecóis que eu conseguia vender todos na faculdade. Um gesto tão pequeno de incentivo que fez toda a diferença. Ocupar o tempo com algo que lhe dava a oportunidade de esquecer um pouco da doença, e ainda conseguir uma graninha, foi algo que ajudou muito a autoestima da minha mãe. Eu sou eternamente agradecida a essa senhora que, mesmo passando pelas suas dificuldades, conseguiu acalentar nossos corações com uma amizade genuína.

O único lado ruim de se fazer amizades em uma sala de espera na oncologia é que, como todos se conhecem, quando todos estão bem, o clima é de aconchego e de alegria; por outro lado, quando alguém piora e acaba falecendo, todos também ficarão sabendo. E o sentimento de tristeza vem acompanhado também da apreensão, e o questionamento que pairava nos olhares assustados era: quem será o próximo? – alimentando ainda mais o sentimento de que todos estavam juntos no mesmo barco.

Passar por um tratamento oncológico é extremamente difícil e extenuante, principalmente quando se está sozinho. As dúvidas são muitas, os medos são os mais diversos. As relações de amizades e trocas de experiências que acontecem no caminho podem ajudar a minimizar esses sentimentos. Tanto para o próprio paciente que está entrando em uma trajetória nebulosa, quanto para os familiares que, muitas vezes, fazem um esforço visceral para se manter firme na frente do familiar doente. Pessoas ajudam pessoas, estabelecer relações e trocar experiências em momentos de aflição é terapêutico.

A NOTÍCIA QUE NINGUÉM QUER ESCUTAR

O que sai da boca do médico é sagrado. A maneira como ele e toda a equipe sustentam a informação fará toda a diferença na adesão do paciente às etapas seguintes do tratamento.
(Dr. Ricardo Caponero, médico oncologista e paliativista)

A calmaria é uma nuvem passageira. E assim foi a nossa alegria após o término das sessões de radioterapia. O tratamento com a rádio durou um pouco mais de cinco semanas. Durante esse período, o sentimento de cura fortalecia-se na família. Minha mãe, apesar de algumas marcas de assadura no tórax em consequência do tratamento e da grande cicatriz presente no braço, aparentava uma pessoa saudável e levava sua rotina normalmente. Muitas vezes íamos ao centro da cidade comprar fios de lãs pela manhã, e, à tarde, ela ocupava o tempo preparando os seus lindos cachecóis.

O clima em casa era de festa. Todos estavam felizes. Era como se um pesadelo tivesse acabado de terminar. Meu pai, que sempre adorou cozinhar, se mostrava ainda mais dedicado. Fazia todos os gostos de minha mãe, e ela certamente adorava, sentindo-se completamente cuidada. A tormenta realmente parecia ter passado. Eu, apesar de receosa, estava mais segura ao ponto de voltar a participar de algumas aulas na faculdade e, de quebra, levar os cachecóis da minha mãe para vender. Ela ficava feliz da vida quando eu voltava sem nenhum na bolsa, despertando nela novamente o sentimento de participação ativa na vida financeira da família. Ela sempre queria ajudar.

Mais feliz ainda ela estava por eu ter voltado a ir com frequência à faculdade. Seu sonho era me ver formada. Sempre dizia que uma mulher precisava de estudo para ter independência e que o conhecimento era a única coisa que não podiam tirar da gente. Eu sentia uma pontinha de tristeza em sua fala quando tocava no assunto. Como se a vida a tivesse levado a caminhos que estavam fora de seus planos. E eu a entendo! E acho que é por isso que demorei tanto para aceitar o seu destino. Minha mãe merecia muito mais do que havia conquistado. E eu, na minha inocência, sempre dizia que a vida que ela merecia viria quando eu me formasse.

Foram dias de calmaria para todos. Após a alta da radioterapia, parecia finalmente que tínhamos voltado à vida normal. Agora era só esperar os retornos para o acompanhamento de rotina. Eu, por algum motivo, ainda me inquietava com a situação. A ideia de uma possível metástase me assombrava. Apesar de os médicos não mencionarem mais sobre o assunto, eu estava angustiada. Passei a pesquisar tudo sobre lipossarcoma mixóide, sobre o comportamento da doença, sobre sua evolução e seu prognóstico. E cada vez que lia sobre o assunto, eu sentia uma dor no peito e um nó na garganta. Estudei todos os possíveis sintomas decorrentes de metástase e observava cada mudança na manifestação de minha mãe. Por vezes, ela até reclamava que eu não a deixava em paz.

Nesse período, eu tinha um namorado. Era a única pessoa com quem eu podia conversar sobre meus medos. E era quem escutava minhas angústias e meus choros quando estava longe de casa. Durante todo o processo de doença e tratamento, eu nunca chorei na frente de minha mãe. Alimentei uma postura de fortaleza e, ao mesmo tempo, de uma crença otimista que hoje eu entendo como uma negação da realidade. Pensava que sendo forte eu estaria protegendo minha família, principalmente minha mãe.

Os dias se passaram e com eles o inverno rigoroso também. Fazia um sol lindo nesse dia, e minha mãe estava caminhando no quintal. Eu a observava de longe, olhando pela janela de meu quarto, quando a vi parar e demonstrar os primeiros sinais de algo que eu não queria acreditar. Vi-a tossir. Aparentemente, uma tosse inocente, mas que fez um frio percorrer pela minha espinha. Saí do quarto e fui ao seu encontro, como quem não quer nada, aproximei-me e comentei: *E essa tossinha aí?* Ela, que não era nada boba, já soltou: *Já está atrás de mim, menina. Não foi nada, só me engasguei com a saliva. Agora não posso dar um peido que já está na minha cola...* E deu uma risada.

Os dias foram passando, e a "tossinha" não ia embora. Fazia-se presente e agora acompanhada de uma pequena secreção. Eu não queria acreditar no que estava acontecendo. Em alguns momentos, tinha vontade de fazer de conta que não enxergava nada e sair de perto quando ela tossia. Mas eu não conseguia. A minha angústia se tornara cada vez maior. Até que um dia consegui observar uma secreção que ela havia cuspido logo após um desses momentos de tosse.

Foi como se todo o medo e a angústia que estavam dentro de mim me congelassem. Fiquei parada ali, olhando aquela secreção, com estrias de sangue, e não conseguia sair do lugar. Minha mãe, que me conhecia bem, de imediato percebeu que eu estava estranha. Permaneci por alguns minutos imóvel sem conseguir pronunciar nenhuma só palavra. Até que voltei a raciocinar que estávamos em casa e que eu precisava manter a calma. Até porque ainda se tratava apenas de um medo sombrio que estava na minha cabeça.

Após um tempo, respondi minha mãe e disse que estava tudo bem. Achei que não era o melhor momento para falar com ela sobre o que se passava em meus pensamentos. Mas, naquele mesmo dia, eu puxei o assunto: *Mãe, o que acha de marcarmos um encaixe com o Dr. Gabriel para dar uma olhada na senhora? Assim já podemos comentar sobre essa tosse. Só por precaução.*

Acho que não tem necessidade. Daqui a um mês já tenho retorno. Não tem o porquê voltar lá antes. Estou me sentindo bem, e essa tosse aparece só de vez em quando – ela replicou.

Com o coração apertado, eu respondi que tudo bem. Já que ela não queria, não ia forçar. Mas, em minha cabeça, não podíamos perder um mês. Era tempo demais!

Na manhã seguinte, falei que ia para a faculdade, mas fui direto para a clínica. Dr. Gabriel só atendia no período da manhã e certamente estaria com a agenda cheia de pacientes. Mas eu precisava falar para ele das minhas suspeitas. Ou eu explodiria com aquela angústia até o dia do retorno.

Como sempre, o consultório estava abarrotado de pacientes. A essa altura do campeonato, já havíamos feito amizade com as meninas da recepção. Todas conheciam e adoravam minha mãe. Falei que precisava muito falar com o Dr. Gabriel. Elas disseram que ele tinha muitos pacientes de pós-cirúrgico para avaliar e que seria impossível conseguir um encaixe. Argumentei dizendo que seria muito rápido, menos de cinco minutos e já estava tudo certo. Uma das secretárias deu a ideia que eu mesma já havia feito algumas vezes: *Espere na porta dele e, quando o paciente sair, você entra. Ele não vai poder te tirar da sala*. E foi o que eu fiz!

Quando o paciente que ele estava atendendo saiu, eu entrei na velocidade da luz. Só dei um "oi" e comecei a falar rapidamente sobre os sintomas que minha mãe estava tendo e que eu achava que aquilo era metástase; que precisávamos de um raio-x porque a consulta era apenas para dali a um mês. Ele não teve nem a oportunidade de se pronunciar, e eu já havia falado tudo. Eu sei que os médicos não gostam desse tipo de situação, mas eu estava desesperada. Precisava acabar com aquela dúvida. Ele me ouviu atentamente e comentou que eu poderia estar certa. Minha mãe demorou muito para conseguir chegar até o tratamento, e seu câncer tinha uma característica agressiva. De imediato, deu-me um encaminhamento para a realização do exame. Disse para realizá-lo o mais rápido possível e levar até ele para dar uma olhada.

Foi o que fizemos. Consegui marcar o exame para o mesmo dia e, no finalzinho da tarde, minha mãe já estava no hospital realizando o exame. A parte mais difícil foi explicar para ela o porquê da necessidade daquele exame de maneira tão repentina. Mais uma vez, eu estava vivenciando o dilema da comunicação. Ou melhor, no nosso caso, da falta de comunicação. Minha mãe nem imaginava a possibilidade de metástase pulmonar. Nunca tocamos no assunto. Aliás, ninguém, além de mim e meu namorado, sabia dessa informação.

Falei que eu havia conversado com o Dr. Gabriel sobre a tosse, e ele achava melhor realizar o exame. Isso seria de rotina após a retirada do tumor e fazia parte do acompanhamento.

Cinco dias se passaram até o laudo do exame ficar pronto. Cinco dias que mais pareceram uma eternidade. O dia finalmente chegou. Fui logo pela manhã retirar o resultado, e mais uma vez fiz o que não devia: abri para ler a sentença. E lá estava: *diversos micronódulos sugestivos de metástase pulmonar*. Entrei em estado de choque. Com as pernas e as mãos trêmulas, fui correndo até onde Dr. Gabriel se encontrava, para mostrar o resultado.

Mais uma vez, entrei de supetão em seu consultório e, aos prantos, entreguei o exame. Ele que já estava esperando, nem mais se assustou com a minha entrada. Olhou para o raio-x, leu o laudo e acrescentou: *Infelizmente, você estava certa! O câncer se espalhou e está nos pulmões. A partir de agora, os cuidados não são mais comigo. Vou dar um encaminhamento para os oncologistas. Lá eles vão orientar quais as possibilidades de tratamento.*

Estava totalmente devastada, mas ainda consegui questionar sobre quem daria a notícia à minha mãe. Afinal, ela gostava tanto dele. Sem dizer que eu, nesse momento, não conseguiria dar-lhe mais essa péssima notícia. O Dr. Gabriel acrescentou: *Os oncologistas já estão acostumados a dar essas notícias. Pode ficar tranquila que eles vão saber como informá-la.*

Deu-me o encaminhamento e, em cima, colocou urgente. Na cidade na qual morávamos, toda a parte de oncologia ficava concentrada no mesmo lugar. Por isso, os diferentes profissionais e os locais para a realização de exames eram próximos, facilitando todo o processo dos atendimentos. Como ainda era cedo, por voltas das 10 horas, saí correndo do consultório e fui até o hospital onde os oncologistas atendiam. Cheguei na recepção e por sorte um médico estava atendendo. Vendo que estava escrito urgente, a recepcionista disse que tentaria um encaixe para aquela semana. Mas eu, de cara, perguntei se poderia ser para aquele mesmo dia. Ela hesitou, mas disse que poderia perguntar ao Dr. se seria possível.

Fui atrás e entrei com a secretaria no consultório. Falei que minha mãe não estava bem e que tínhamos acabado de descobrir a metástase. Mas que ela ainda não sabia. O médico me olhou e disse: *Estou aqui até as 13:00. Se conseguir trazer sua mãe a tempo, podemos conversar.*

Fiquei tão feliz com a oportunidade e por conseguir que as coisas caminhassem tão rápido. Pena que o meu sentimento de gratidão durou tão pouco.

Liguei para Cláudia, a amiga fiel de minha mãe. Contei o que estava acontecendo e pedi para que ela buscasse minha mãe em casa para que nos encontrássemos no hospital. Em menos de 40 minutos, estávamos juntas. Minha mãe, sem entender nada sobre a rapidez da consulta e, principalmente, sobre a troca de seu médico, foi pega totalmente de surpresa. Antes de entrarmos no consultório, apenas adiantei que tinha dado um probleminha no pulmão e que agora possivelmente teríamos que seguir com outros tratamentos. Mas expliquei que tudo já estava encaminhado e que o primeiro passo era essa consulta.

Entramos no consultório, minha mãe, Cláudia e eu. Como eu já havia comentado sobre o caso, o médico já tinha se inteirado do prontuário e de toda a história clínica de minha mãe. Pediu para olhar a radiografia novamente e, na ausência total de expressões, começou a falar: *Olá, Dona Maria! A partir de hoje, eu vou acompanhar a senhora. Já dei uma olhada em seu prontuário. A senhora fez uma cirurgia extensa e tem um câncer bastante raro e agressivo. Está sentindo alguma coisa nesse momento?*

Minha mãe, que o olhava com um misto de medo e apreensão, apenas respondeu que não. Argumentou que estava apenas com uma tosse há alguns dias, mas não sabia o motivo da consulta. O médico, com a maior naturalidade do mundo e com uma frieza congelante, prosseguiu: *A senhora foi encaminhada para cá porque está com metástase pulmonar. Muito comum, devido ao tipo de câncer que a senhora tem. E essa tosse já é consequência disso. Vamos realizar algumas sessões de quimioterapia para tentar segurar um pouco a evolução da doença. Mas não temos mais muito o que fazer.*

Não tocou em minha mãe, não perguntou se ela tinha dúvidas, muito menos se interessou em saber o que ela estava sentindo com aquela conversa. Apenas disse que ia encaminhá-la para outro médico para ele fazer a escolha da quimioterapia mais adequada ao caso. Foi explicando essas coisas enquanto escrevia no computador e preenchia a papelada. Mal olhou para minha mãe. Nem sequer percebeu o sofrimento que acabara de causar às pessoas que estavam em sua frente.

Minha mãe estava pálida e completamente muda. Ficou imóvel na cadeira sem conseguir pronunciar uma só palavra. Aliás, saiu do consultório sem dizer absolutamente nada. Eu, que até aquele momento nutria um sentimento de gratidão pela oportunidade de conseguir uma consulta tão rápido, passei a alimentar sentimentos de raiva, indignação e perplexidade. Como um ser humano, que em sua profissão se diz zelar pela saúde, tratava uma paciente daquela maneira? Como alguém que em tese deveria preocupar-se com o sofrimento do outro mostrava-se totalmente frio perante uma notícia como aquela? Ele não tinha sentimentos? Seu coração já estava tão congelado que minha mãe era apenas mais uma na sua frente a receber uma sentença de morte?

Várias coisas passavam pela minha cabeça. Admito que fiquei por muitos anos remoendo esse momento e a raiva que eu sentia por esse profissional. Depois de todo o cuidado que havia tido para falar as coisas para minha mãe, ele simplesmente aparece e despeja a pior informação que alguém pode receber. Sem preparação, sem acolhimento, sem se preocupar minimamente com as consequências daquelas ásperas palavras. Lógico que ninguém nunca estará preparado para ouvir uma notícia dessas, mas existem muitas formas de comunicar más notícias.

Essa experiência foi um divisor de águas na minha vida. Primeiro, porque eu estava oficialmente perdendo minha mãe. Segundo, porque esse médico me mostrou na prática tudo o que eu não queria ser enquanto profissional de saúde. Nesse dia, eu prometi a mim mesma que estudaria muito e que mostraria às pessoas o quanto a humanização ao lidar com pacientes é necessária e faz a diferença na vida de quem cruza nosso caminho.

Todo paciente tem sua história, seus medos e suas necessidades e, em momentos de vulnerabilidade como esse, tais condições ficam ainda mais exacerbadas, cabendo ao profissional ter a sensibilidade para minimizar ao máximo possível esse momento de dificuldade. A falta de manifestação de empatia por parte do profissional da saúde pode gerar no paciente e em seus familiares sentimentos e feridas que serão nutridos por longos anos, podendo deixar cicatrizes permanentes. Para ser médico, enfermeiro, fisioterapeuta, ou qualquer que seja a profissão, não basta conhecimento teórico e técnico. É preciso ter o ingrediente principal: a humanidade. Precisamos olhar para o paciente de maneira integral. E isso requer empatia e compaixão. Afinal, o paciente não é um tumor de braço, um câncer no seio ou um nódulo de pâncreas. É um ser complexo e singular que merece ser tratado com dignidade.

Saímos do hospital e fomos para o carro. Estávamos todas chocadas com o que acabara de acontecer. A Cláudia estava indignada pela forma como minha havia sido tratada. Eu, àquela altura, só me preocupava com a reação de minha mãe após cair a ficha do que lhe fora informado. E ela ainda se mantinha em estado de choque.

Demorou alguns dias para metabolizarmos o que estava acontecendo. Falamos para meu pai da presença da metástase e do tratamento com a quimioterapia. Mas, em nenhum momento, comentamos a possibilidade que foi levantada pelo médico de que não teria mais o que fazer, de que aquele tratamento era apenas uma tentativa. Resumindo, mais uma vez o cerco do silêncio fez-se presente. Meu pai não ficou sabendo da real gravidade da doença, e minha mãe sofria em sua profunda solidão.

Antes de iniciar a quimioterapia, ainda tentei uma última alternativa. Fui conversar com o médico novamente e dizer-lhe sobre a possibilidade de levar minha mãe para Barretos, centro de referência em oncologia no Brasil. E, quase sem me olhar, da maneira mais impessoal que eu já presenciei, ele me perguntou: *Vocês têm parentes lá?* Eu respondi que não. E mais do que depressa, ele me interpelou: *Você prefere que sua mãe morra aqui com a família ou longe dela????* Fiquei sem palavras...

****

Por muitos anos, minha maior angústia foi lembrar desse momento. Sem dúvida alguma, foi a experiência que mais me marcou em todo o processo de tratamento de minha mãe. Várias foram as situações que nos sentimos com a dignidade ferida: a demora em conseguir fazer uma biópsia, a forma como tivemos o primeiro contato com a doença, a falta de informação quanto aos direitos de um paciente oncológico, a total falta de amparo e informação para lidar com as complicações da quimioterapia. Porém, nenhuma dessas foi mais marcante do que receber uma sentença de que *não se tinha mais o que fazer*. Como se escutar aquelas palavras fosse algo simples e completamente comum.

Conforme Maria Julia Kovács ressaltou no livro *Humanização e cuidados paliativos*, "o rótulo de *paciente terminal* acaba sendo visto de maneira estereotipada, até mesmo para aqueles pacientes que ainda estão em fase de diagnóstico e tratamento. O problema deste rótulo é a estigmatização do paciente, que se vê inserido na situação muito comum em que se diz: *Não há mais nada a fazer*, em um processo de desinvestimento e desligamento como se estivesse morto ainda em vida. Esta condição de nada mais a fazer está relacionado a procedimentos que tem por finalidade a cura e eliminação total da doença, mas certamente não se referem a uma gama de cuidados, vinculados simultaneamente às esferas física, psíquica, social e espiritual, com controle de sintomas e promoção de qualidade de vida. Temos muito a fazer e muito a aprender sobre a dignidade de vida no processo de morte".

Devido ao choque da informação, a maneira como ela foi colocada e o preconceito estabelecido voltado à estigmatização que já é cultural, esse momento doeu na alma por muitos anos, principalmente pela sensação de não ter importância, de não representar nada para quem estava transmitindo a informação. Foi um momento de total falta de dignidade. Mais tarde, eu descobri que havia deixado profundas marcas em minha mãe, que, mesmo em estado de choque, acabou internalizando cada palavra que lhe fora informada.

Por muito tempo, o sentimento de inconformismo me acompanhou, toda vez que lembrava de tudo o que minha mãe havia passado, especificamente desse momento. Às vezes, ver a pessoa que amamos sofrendo é muito mais difícil que a própria morte. Isso porque nos sentimos impotentes diante da dor e do sofrimento.

Passei anos remoendo sentimentos de indignação e julgando a postura daquele profissional. Realmente, foi um momento doloroso. Não que seria fácil, mas poderia ter sido menos traumático. Acredito que, para todo tipo de informação, existe um modo mais adequado de ser transmitido. E o profissional da saúde tem o dever de se aperfeiçoar da melhor forma de comunicação possível. A comunicação sincera e acolhedora é a base de qualquer assistência.

Estudando cuidados paliativos e conhecendo hoje as abordagens dos profissionais de medicina paliativa, vejo que essa forma de atuação humanizada, embasada em uma comunicação esclarecedora e, ao mesmo tempo, empática e na preocupação com o paciente de modo integral, pode modificar positivamente o desfecho emocional da família e do paciente.

Entretanto, o que o tempo e a experiência me mostraram é que, de alguma forma, todos lidamos diariamente com nossas dificuldades e nossos conflitos. Seja na condição de paciente, seja na de profissional, todos somos seres humanos. Partindo desse princípio, corremos o risco de falhar. Ao estudar o processo de humanização dos cuidados em saúde, percebo que um dos principais pilares para um atendimento de qualidade é o *autocuidado do profissional*. Não é fácil lidar com doença e sofrimento diários.

Penso que, de alguma forma, os profissionais que trabalham com oncologia acabam desenvolvendo uma espécie de armadura. Não por mal, mas ao modo de mecanismo de defesa, de proteção que acaba ocorrendo de maneira inconsciente. Nem sempre o profissional está tendo um dia fácil. Às vezes, a carga de trabalho está acima do que deveria, as cobranças são muitas e os recursos são escassos, ainda mais em se tratando de SUS. Aqui gostaria de pontuar uma condição muito comum vivenciada pelos oncologistas em nosso país, que interfere diretamente na condução de seus atendimentos: a falta de tempo. A maioria dos serviços públicos oncológicos prestados à população é carente de profissionais, contribuindo para o alto número de consultas que devem ser realizadas em um curto espaço de tempo. Essa realidade acaba negando ao profissional a oportunidade de um atendimento humanizado e de qualidade, em que poderia tirar o maior número possível de dúvidas e estabelecer vínculos com os pacientes e seus familiares. Outra variável pode estar relacionada com a própria vida pessoal do profissional, o qual pode estar passando por algum problema na família, de doença, ou até mesmo pelo excesso de trabalho. O que quero dizer é que inúmeros são os fatores que interferem em um atendimento de qualidade, e esses devem ser identificados, trabalhados e, acima de tudo, evitados. O médico tem como função aliviar a dor, e não ferir.

Enquanto profissionais da saúde, precisamos estar bem para poder fazer o bem a quem nos procura. O profissional precisa estar atento às próprias necessidades. De acordo com a enfermeira Ana Cristina de Sá, em seu livro *O Cuidado do Emocional em Saúde*, ela ressalta que: antes mesmo de cuidar do outro que está morrendo, precisamos cuidar da emoção dos que cuidam no que se refere à morte. E acrescenta que: se o emocional do profissional estiver equilibrado, ele poderá assistir o paciente com equilíbrio também. Cuidar das variáveis que podem ter efeitos negativos sobre a conduta do profissional da saúde deve ser valorizado, com intuito de preservar a empatia e a sensibilidade quanto às dificuldades apresentadas pelo outro. Essas que nem sempre são verbalizadas, mas podem ser percebidas quando estamos verdadeiramente disponíveis às suas necessidades.

A QUIMIOTERAPIA
E A FALTA DE AMPARO

*Mesmo quando sentirmos que não podemos fazer mais nada,
mesmo assim temos de estar preparados para ficar.
(Dra. Cicely Saunders, médica, enfermeira e assistente social)*

Passamos do céu ao inferno. Toda a alegria e esperança que vivemos em semanas anteriores dissiparam-se num passe de mágica. Estávamos mais unidos do que nunca enquanto família e, ao mesmo tempo, mais despedaçados como jamais havíamos imaginado. Todos escutam histórias sobre algum amigo ou até de um familiar distante que já teve câncer, que já passou pela temida quimioterapia. Entretanto, não conseguimos imaginar que um dia a doença pode fazer parte de nossa realidade. É como se o chão sumisse de nossos pés e nada mais estivesse ao seu controle.

Minha mãe, que há poucos dias caminhava alegremente no quintal, agora não queria mais sair de casa. Mesmo sem colocar para fora em forma de palavras um único sentimento que a atormentava, seu olhar agora triste denunciava todo o medo e a angústia que a acompanhava.

Como se a terrível experiência que passamos ao receber a notícia da metástase não bastasse, o próximo médico responsável pela quimioterapia demonstrou mais uma vez o quanto a falta de empatia pode ser devastadora. Esse ao menos teve a compaixão de despejar a dura realidade apenas sobre mim.

Era a primeira dose de quimioterapia que minha mãe realizaria. O médico nos recebeu, cumprimentou minha mãe e já a encaminhou para a sala de quimioterapia. Chamou-me em seu consultório e disse que precisávamos conversar. Entrei na sala e, já com aquele sentimento conhecido de medo pelas inúmeras vezes que recebi más notícias, entrei esperando pelo pior. O médico imediatamente começou:

— *O que você é da Dona Maria?*

— *Filha.*

— *Então você sabe que o caso dela é muito grave, né?*

— *Sim!*

— *Sabe que o câncer dela é muito agressivo e que essa quimioterapia será só uma tentativa?*

— *O outro médico disse rapidamente que era uma tentativa e que não tinha muito o que fazer.*

— *Exatamente! Por isso quero saber da sua parte sobre como vamos cuidar da sua mãe. As quimios serão bem fortes. Planejamos três sessões para ela, com intervalo de 20 dias entre cada uma. Mas, sinceramente, pelo estado da doença, achamos que ela não passa de duas semanas de vida. Então, quero saber se a deixamos internada no hospital ou se você acha que dá para cuidar dela em casa.*

Nesse momento, o meu sangue subiu pela cabeça, minha face ruborizada queimava de raiva. Aproximei-me de sua mesa e, com uma voz firme, questionei-o:

— *Quem você pensa que é para dizer que minha mãe só tem duas semanas de vida?! Com certeza, vou levá-la para casa! Vou cuidar dela, e o senhor não tem o direito de determinar quantos dias minha mãe tem nessa terra.*

Nessa época, eu tinha apenas 19 anos, completamente sozinha com a responsabilidade de conduzir os últimos dias de vida da minha mãe. Ficava pensando se, pela cabeça daquele médico, não passava que aquela situação poderia ser com ele. Ou com o filho dele. Ele não tinha coração nem a mínima noção da dimensão do que havia acabado de falar para uma pessoa de 19 anos. Minha vontade era de sair quebrando tudo. Como apenas duas semanas? Quem ele achava que era para determinar os dias de vida de uma pessoa?

Saí da sala e tentei me acalmar. Por sorte, ao menos, ele havia conversado só comigo. Minha mãe ainda se encontrava na sala de quimioterapia. Respirei, tomei água e ficava repassando em minha mente: são apenas duas semanas. O que eu faria com aquela informação, eu não tinha a menor ideia.

No caminho para casa, minha mãe me questionou sobre o que o médico havia conversado. Mais uma vez, escolhi o caminho mais fácil: o da omissão de informação. Apenas comentei que ele tinha explicado que seriam três químios e que depois reavaliaria a necessidade de mais sessões. Por dentro, eu estava despedaçada. A partir desse dia, eu passei a olhar para a minha mãe com um olhar diferente. Como se estivesse contando os minutos no relógio. Olhava para ela e pensava: menos 10 minutos, menos 12 horas, menos um dia de sua companhia. E assim se seguiram todos os dias que passamos juntas.

Ao chegar em casa, essa informação me afligia, principalmente, por não saber o que fazer com ela. Deveria contar para o meu pai? Abrir o jogo para a minha irmã de 12 anos? Deveria falar? Ou será que, se eu contasse, tudo estaria perdido de vez, e isso deixaria minha mãe ainda mais abatida? Não sabia o que fazer. Não tinha as respostas e muito menos alguém com quem pudesse compartilhar essas decisões. Passaram-se dois, três dias, e eu não conseguia falar nada. A princípio, minha mãe não aparentava estar tão mal fisicamente. Não aparentava ser uma pessoa que morreria em duas semanas. Mas, afinal, o que eu sabia sobre a morte? Essa informação me corroía.

Decidi não comentar nada com meu pai e minha irmã. Imagina uma menina de 12 anos de idade olhando para mãe e contando os minutos, porque daqui a pouco ela não estaria mais ali. E para meu pai? Ele que até então não compreendia que a doença era tão grave. Achava que a químio seria mais um tratamento como a rádio e que tudo se resolveria no final. Eu não podia tirar isso dele. Até porque aquele médico não podia determinar o tempo de vida de alguém. Afinal, minha mãe estava bem. E eu cuidaria dela. E ela não morreria.

Os dias se passaram, minha mãe não teve muitas reações com a primeira quimioterapia. Era uma mulher forte. Teve alguns momentos de enjoo seguidos de vômitos que cessaram em poucos dias. Aparentemente, estava bem para quem tinha realizado uma quimioterapia tão forte. E esse comportamento alimentava em mim ainda mais o sentimento de que o médico estava errado. Ele não conhecia minha mãe e o quanto ela era resistente.

Passei as duas semanas cronometrando o tempo, presa às horas. A segunda semana chegou. E, no final do tempo estipulado, minha mãe estava viva! E estava aparentemente bem. Meu coração mais uma vez se encheu de alegria e, em minha esperança utópica, eu achava que o pior havia passado. O prognóstico do médico estava errado.

Depois de muitos anos remoendo sentimentos de culpa pelo meu silêncio, pela minha escolha errada de achar que estava protegendo as pessoas que amo por meio da ocultação da verdade, percebo o quanto é importante o acompanhamento de profissionais qualificados que ajudem a conduzir tais conflitos. Para que possam atuar na vida de todos os envolvidos em uma doença que ameace a vida, de modo a amparar decisões como essas; decisões que terão reflexo até mesmo após a morte do ente querido.

Nem sempre a melhor escolha é a pautada no amor. Ainda mais em se tratando de momentos tão críticos como esse. Tomei todas as minhas decisões embasadas em sentimentos e na falsa tentativa de estar poupando meu pai e minha irmã de passar pela dor que eu sentia constantemente, de olhar todos os dias para minha mãe e saber que logo ela não estaria mais ali. Porque, mesmo agarrada em uma cura milagrosa, no fundo, eu sabia que a sua partida era inevitável.

Minha mãe passou quase ilesa pela primeira quimioterapia. Porém, não teve a mesma sorte na segunda. Após a segunda sessão de químio, fomos apresentados definitivamente à rotina de um paciente oncológico em tratamento quimioterápico. Minha mãe começou a demonstrar momentos de fadiga, muitos episódios de vômitos, perda de apetite, muitas aftas pela boca, e seus cabelos começaram a cair pela casa. Enfim, a realidade demostrada nos filmes chegou até nós. Apesar do medo que permeava o ambiente da casa, todos tentavam distrair minha mãe para que ela esquecesse um pouco da doença. Mas, em poucos dias, isso se tornara impossível.

A segunda químio realmente a derrubou. Com as quedas constantes de cabelo, ela decidiu que era melhor tirar tudo de uma vez. Aproveitamos uma tarde em que a Cláudia estava em casa para fazer isso. O cabelo saia com facilidade. Parecia que todos os fios de sua cabeça já estavam soltos, só aguardando um vento forte para seguirem seu destino. Eu passava delicadamente a escova em sua cabeça, e os fios caíam lentamente. Foi uma experiência extremamente difícil. No início, tentamos levar com graça e leveza, mas, quando todos os fios de cabelos estavam no chão e a cabeça de minha mãe estava lisinha, um silêncio doído tomou conta de nós três. Minha mãe tentava disfarçar, mas, quando viu sua imagem no espelho, lágrimas caíram em seu rosto. Não havia palavras que pudessem consolar esse momento. E todas choraram em silêncio.

Os dias se mostravam cada vez mais duros. O cansaço e a fadiga aumentavam progressivamente. Minha mãe não conseguia mais permanecer em posição horizontal. A falta de ar a incomodava. Passou a dormir sentada em uma poltrona na sala. Como fazia uso de medicações em horários fixos que cortavam a madrugada adentro, tinha medicação às 2 horas da manhã, às 5 horas e assim por diante. Quase não conseguia descansar. Não imaginava que um detalhe desses fizesse tanta diferença na vida de quem faz uso obrigatório de medicação para dor ou falta de ar. Hoje sei que bastava o mínimo de atenção e informação para que a administração da medicação fosse feita de maneira adequada sem a necessidade de atrapalhar tanto o sono de minha mãe. Tudo é questão de focar na paciente, e não na doença. São detalhes, afinal, a humanização é feita de detalhes. Vejo até hoje profissionais prescreverem medicações essenciais sem o mínimo de preocupação com isso. Esquecem que o descanso faz parte do tratamento e, por isso, também deveria ser valorizado.

Como passou a dormir sentada na sala, eu dormia na sala com ela. Coloquei um colchão no chão colado à poltrona, e, sempre que precisava de alguma coisa, ela me cutucava com os pés. Desse momento em diante, cochilávamos, não dormíamos. Os sintomas pareciam intensificar-se. As aftas em sua boca privavam-na de tomar líquidos. Até para tomar os comprimidos sentia dor. E, consequentemente, não conseguia se alimentar. Comer passou a ser uma tortura. Até porque, além de sentir dor para mastigar, sofria para evacuar. Isso pelo uso constante da codeína, que é um analgésico derivado da morfina, muito utilizado em pacientes em tratamento de câncer e que tem como efeito colateral muito comum a constipação. Minha mãe sofria até para ir ao banheiro.

Tanto as aftas quanto a constipação poderiam ter sido tratadas de maneira adequada, seja pela ignorância de seus médicos, seja pela sua própria história. Na época, quem ainda demostrava uma genuína preocupação eram as voluntárias da casa de apoio. Elas que levavam óleo mineral. Apesar da boa vontade, não fazia muito efeito.

Hoje sei que minha mãe não precisava ter passado por nada disso. Um paciente que é acompanhado por uma equipe de cuidados paliativos tem a oportunidade de ter complicações como essas sanadas. Complicações que podem parecer detalhes, quando a vida da pessoa está limitada a uma doença, esses detalhes se exacerbam, e o sofrimento se intensifica. Viver com sintomas como esses é um sofrimento desnecessário; é sinônimo de abandono, de desamparo do cuidado. Nunca fomos informadas de que, para cada manifestação desagradável, seria possível uma solução. Hoje eu sei que elas existem. Só depende do interesse e da boa vontade dos profissionais responsáveis.

Os dias foram passando aos trancos e barrancos, mas minha mãe estava viva. Sem qualidade, mas viva. As duas semanas viraram um mês, um mês e meio, e o dia da última químio chegou. Minha mãe estava visivelmente debilitada. Andava poucos passos e sentava. Sua cor já não era mais a mesma. Tinha adquirido um tom pálido acinzentado. Chegamos ao hospital e encontramos o médico que foi avaliá-la durante a quimioterapia. Eu olhava de longe e, quando ele saiu, fui em sua direção e não consegui segurar o meu ímpeto de falar com ele.

— *Não falei que o senhor não pode determinar o tempo de vida de alguém? Você a deu duas semanas. E já se passaram quase dois meses.*

Ele somente me olhou, baixou a cabeça e, sem dizer nada, continuou andando até seu consultório.

Após a terceira químio, minha mãe definitivamente se abateu. O cansaço se intensificou tanto que a sensação agora era de falta de ar constantemente. Mesmo sentada, o ar lhe faltava. Foi necessário o uso de oxigênio através de um cateter nasal, diariamente. Intercalávamos as horas entre o oxigênio e as nebulizações. Até para se alimentar ela usava o oxigênio. Os banhos e as idas ao banheiro pareciam um pesadelo.

Mesmo tomando banho em uma cadeira, pelo fato de estar fora do oxigênio, ela se cansava muito. A cada dia que passava, os banhos eram mais curtos. E assim eu ia me guiando quanto à piora do caso. A hora do banho era sempre um momento muito difícil para a minha mãe. Não somente pela falta de ar, mas pela sensação de dignidade perdida. Ela nunca se acostumou ao fato de se tornar dependente de alguém para realizar tarefas tão básicas. Mesmo assim, esse geralmente era o nosso momento, em que ela tentava verbalizar sua tristeza e de alguma forma me dar alguns conselhos. Mesmo com o silêncio, o paciente sempre sabe da gravidade do que está vivenciando.

Em um desses banhos, ela resolveu levantar-se para tomar uma ducha descente. Não durou cinco minutos e quase desmaiou com a face branca e com a boca roxa. As unhas estavam ainda mais azuladas do que de costume. Nesse dia, ela não aguentou. Começou a chorar copiosamente. Aliás, nós duas começamos. E em meio aos prantos, eu prometi que nunca ia abandoná-la e deixá-la sofrer. Lembro como se fosse hoje do cheiro do sabonete. Saímos apressadas do banheiro atrás do oxigênio.

Logo na primeira semana depois da terceira quimioterapia, os sintomas se intensificaram. E dessa vez veio tudo junto. Enjoos, vômitos, aftas, falta de ar, dificuldade para se alimentar, constipação e a necessidade permanente de uso do cateter nasal. Foram dias longos e cheios de sofrimentos. Ela sofria com suas dores, e nós sofríamos pelo sentimento de impotência perante sua dor. E o sofrimento maior era a impossibilidade de conversar abertamente sobre o que estávamos sentindo. Sua piora era dolorosamente visível. Contudo, não conseguíamos falar sobre o assunto. Enganávamo-nos repetindo a todo momento que aquilo ia passar, que era só mais uma fase.

Nesse período, eu proibi as visitas em nossa casa. Ao mesmo tempo que morar em bairro é positivo por todo mundo se conhecer e se ajudar quando precisa, também é péssimo, porque, quando sabem que algum vizinho está doente, se acham na obrigação de visitá-lo, de dar palpite no tratamento, de ensinar garrafadas e de fazer orações. Situações que deixavam minha mãe cada vez mais deprimida. Muitos entravam com um olhar de piedade. Outros já chegavam dizendo: "coitada". É incrível o sentimento de obrigação do paciente com câncer, de se demonstrar permanentemente forte, de ter que ser otimista, de agradecer a cada pessoa pela visita, mesmo sem querer falar no assunto.

Em momentos como esse, ninguém é obrigado a ser um "guerreiro", até porque a batalha é individual. E só a pessoa sabe o peso e a dor que é carregar aquilo tudo. Todos estavam cansados. Meu pai estava abatido. Minha irmã cada vez mais assustada. Eu estava cansada, e minha mãe exausta. Visitas, canceladas!

Foram dias muito intensos de noites em claro. E, principalmente, foram dias intermináveis de sofrimentos desnecessários;

experiência que me marcou muito em um futuro próximo. Somente hoje eu percebo o quanto a dor é consequência do descaso e da falta de informação. Ninguém precisa nem merece sofrer sozinho, ninguém precisa percorrer os caminhos da morte com dor. O espaço de tempo entre o diagnóstico e a morte é longo e, acima de tudo, é recheado por vida; uma vida que tem o direito de ser vivida da melhor forma possível.

****

Receber o diagnóstico de um câncer e ser informado sobre as possíveis formas de tratamento já são por si só momentos extremamente marcantes para um paciente. Ter que lidar com a informação do surgimento de uma metástase e da provável impossibilidade de cura é um momento ainda mais assustador e delicado.

Saber que minha mãe teria tão pouco tempo de vida, aliás, "exatamente duas semanas", de acordo com a previsão da medicina, foi algo extremamente doloroso e atormentador. Digo isso porque fiquei realmente atormentada com a informação. Deveria contar à minha mãe sobre o seu pouco tempo de vida? E se ela entrasse em depressão e desistisse de tudo? Deveria abrir o jogo para meu pai e minha irmã? E deixá-los também aflitos com a verdade? Contando os minutos, as horas e os dias, assim como eu contava. Falar a verdade ou omiti-la? Eu não tinha a menor ideia de qual caminho seria o melhor para todos. Tomei decisões pautadas em meu ponto de vista.

Como já citei em capítulos anteriores, a comunicação é ferramenta angular em qualquer processo de assistência. Tratando-se de doença e especificamente de situações em que a cura já não é mais possível, a comunicação sincera e empática se torna ainda mais indispensável. Várias foram as falhas de comunicação que ocorreram durante todo o processo de adoecimento de minha mãe. Mas, nessa fase em especial, ela se mostrou ainda mais importante e, pode-se dizer, até decisiva.

Momentos extremos como esse requerem do profissional que está conduzindo o acompanhamento muita sensibilidade, visão integrada da situação e uma exímia capacidade comunicativa. Inicialmente, por mais que eu tenha achado melhor o fato de o médico comentar apenas comigo sobre o real estágio da doença de minha mãe, postura muito comum e equivocada da maioria dos familiares, o mais apropriado era que, de uma maneira acolhedora, o próprio profissional tivesse verificado quais as percepções da minha mãe sobre a evolução de sua doença. Poderia ter averiguado o seu nível de compreensão do momento pelo qual estava passando e o nível de informação que estava disposta a receber. Afinal, o paciente tem o direito de escolher entre saber ou não a verdade sobre o seu estado, cabendo somente a ele decidir com o quanto de informação é capaz de lidar.

Ao comentar apenas comigo a gravidade da situação e sobre a proximidade da morte, foi negada à minha mãe a possibilidade de inúmeras escolhas e decisões sobre sua própria história. Eu, em minha imaturidade e meu desconhecimento, optei por não contar nada, pressupondo que talvez minha mãe não soubesse lidar com a dura realidade. Condição também comentada em capítulos anteriores, é muito comum por parte dos familiares privar o paciente da verdade, achando que isso o fará sofrer menos. Mero engano. Grande parte dos estudos mostra que a maioria dos pacientes prefere sinceridade sobre a própria doença e a honestidade dos profissionais que o acompanham, e que ocultar informações corresponde a mais um motivo de sofrimento para o doente.

Outro ponto delicado e muito comum enquanto motivo de sofrimento para o paciente e seus familiares é o prognóstico da doença. Por mais que se trate de uma pessoa centenária que já tenha realizado inúmeros feitos e esteja tranquila com suas conquistas, nunca será fácil lidar com um mal prognóstico. Temos dificuldade em aceitar a finitude ainda mais quando ela vem estabelecida, como ocorreu no caso de minha mãe. Muitas são as reações negativas que podem surgir a partir da informação de um mal prognóstico, quando ele é conduzido de maneira desumanizada. Nos familiares podem surgir sentimentos de raiva e revolta, que, muitas vezes, podem ser projetados no profissional responsável pelo comunicado. Nos pacientes, receber um mal prognóstico de maneira arbitrária pode representar um final de vida angustiante, imerso na depressão e no pessimismo.

Perante tal realidade é que se faz tão indispensável e decisiva a realização de uma comunicação compassiva, dosificada e, acima de tudo, humanizada. A forma como o paciente recebe as informações quanto ao seu quadro é o que vai determinar suas escolhas, sua percepção de dignidade e seu protagonismo na própria história enquanto indivíduo. Ao prognosticar, o profissional precisa estar atento às demandas do paciente, saber identificar o quanto de informação ele é capaz de administrar, não fazer previsões a menos que o próprio paciente pergunte e, sempre que possível, cultivar o otimismo, por mais dura que a realidade seja.

É por isso que preciso ressaltar o quanto é imprescindível o acompanhamento de uma equipe de cuidados paliativos desde o início do diagnóstico da doença, para alívio e prevenção de sofrimentos ligados à progressão da doença. Todos, sem exceções, são momentos muito delicados vivenciados pelo paciente e seus familiares e merecem total atenção. O acompanhamento de uma equipe especializada desde o início é capaz de proporcionar suporte e criar vínculos de confiança que serão extremamente necessários em momentos de agudização da doença e de maior sofrimento.

Conforme pontuado pela assistente social Letícia Andrade, em seu livro *Serviço Social Um Exercício de Coragem*, ela nos diz:

"É perceptível que o cuidado denominado paliativo vai muito além de ser a única alternativa para quem já não possui mais indicação de tratamentos curativos; constitui-se em uma proposta de atenção ampla, consciente e organizada em que os profissionais de diferentes áreas unem-se com o objetivo de oferecer ao paciente e família a atenção que requerem em momento tão especial. Tal proposta perpassa sim pelo tratamento clínico, mas abrange também uma gama de ações que busca oferecer conforto, esperança, escuta ativa, atenção às "dores" emocionais e sociais, resolução para as coisas prementes e a certeza sempre presente de que o homem é um ser único com necessidades, desejos, possibilidades e limites que o fazem sempre e a cada vez especial" (p. 16).

De acordo com o médico paliativista Franklin Santana, como citado em seu livro *Cuidados paliativos – Diretrizes, Humanização e Alívio de Sintomas*, a Organização Mundial da Saúde (OMS), com o intuito de padronizar os princípios na área de cuidados paliativos, estabeleceu nove regras de ouro, consideradas fundamentais:

1. promover alívio da dor e outros sintomas que causam sofrimento;
2. afirmar a vida e considerar que a morte é um processo natural;
3. não pretender apressar, nem retardar a morte;
4. integrar os aspectos psicossociais e espirituais ao cuidado do paciente;
5. oferecer sistema de apoio com intuito de ajudar pacientes a viverem ativamente tanto quanto possível até a morte;
6. oferecer sistema de apoio para ajudar a família a lidar com a doença do paciente e seu próprio luto;
7. utilizar equipe para abordar as necessidades dos pacientes e seus familiares, incluindo aconselhamento para o luto se necessário;
8. *reforçar e aprimorar a qualidade de vida e, também, influenciar positivamente o curso da doença;*
9. *ser aplicável no início do curso da doença, em conjunto com outras terapias que prolonguem a vida, como a quimioterapia e a radioterapia, e incluir investigações necessárias para o melhor entendimento e abordagem das complicações clínicas que causam sofrimento.*

Todos são itens imprescindíveis que não fizeram parte dos cuidados oferecidos à minha mãe. E também se fazem ausentes para a maioria dos pacientes em tratamentos oncológicos em nosso país. Estudos apontam que o nível de controle de dor ainda é muito baixo, e o Brasil está entre os piores países para se morrer. Morre-se sozinho, desamparado, com dor e solitário. Em vista dessa realidade é que precisamos falar sobre cuidados paliativos, para levá-lo ao maior número de pacientes possível.

A MELHORA DA MORTE...

*Apressa-te a viver bem e pensa que
cada dia é, por si só, uma vida.*

(Sêneca)

Depois de longos dias de ansiedade, as coisas pareciam acalmar-se. Minha mãe estava diferente. Suas aftas não incomodavam mais, a cor de sua pele havia melhorado e, milagrosamente, seu cansaço persistente, se dissipado a tal ponto que dispensava o uso do oxigênio. Todos estavam exultantes. À noite, após a realização da inalação e dos medicamentos para dor, conseguia dormir o sono dos justos. Apesar da necessidade de permanecer sentada na poltrona, conseguiu dormir depois de muitas semanas entre cochiladas. Por conta própria, suspendi os remédios da madrugada. Ela merecia aquele descanso. Parecia uma verdadeira intervenção divina.

Enfim, minha mãe havia terminado a terceira e última quimioterapia. E indo contra as previsões da medicina, estava aparentemente cada dia melhor e mais viva do que nunca. Esses dias encheram nossos corações de alegria e esperança. Sentávamos todos juntos na mesa para o almoço e o jantar. Momento que sempre foi muito valorizado em nossa família. Meu pai preparava comidas saborosas e sempre dava um jeito de deixar a raspinha do arroz crocante. Minha mãe adorava a raspinha do arroz. Eu insistia no suco de laranja com beterraba. Por algum motivo, sempre acreditei que essa mistura pudesse curar todas as mazelas do corpo, que aumentava a quantidade de oxigênio no sangue e que podia trazer benefícios quando doente.

Minha irmã, sem entender nada do que estava acontecendo, apreciava a alegria de poder estar com nossa mãe da maneira mais plena que já vira. Passávamos todo o tempo juntos. Minha mãe estava muito diferente. Não somente pela aparente melhora física, mas também pela forma como se manifestava. Estava serena, tranquila e demonstrava um nível de maturidade e inteligência evolutiva que hoje eu percebo que infelizmente apenas quem passa por situações extremas desenvolve com maior completude. É o que eu sempre digo: quer aprender a valorizar o que realmente importa? Vá a uma sala de espera da oncologia e converse com as pessoas que ali estão. Elas adquirem uma sabedoria que pouco vemos na maioria das pessoas quando estão saudáveis. Minha mãe estava assim!

Voltou a receber as visitas, conseguia conversar sem dificuldades para respirar e passava tardes divagando sobre assuntos que não diziam respeito à doença. Lembro como se fosse hoje, ela com seu pijama laranja claro, caminhando no quintal no final da tarde, com passos curtos aproveitando os raios de sol que tocavam sua face. Ela me olhava e sorria com carinho. Estava feliz.

Nessa época, como eu havia comentado em capítulos anteriores, eu era católica. Apesar de a religião não conseguir responder todos os meus questionamentos e as minhas inquietudes, optei por ser católica, não só da boca para fora como a maioria faz. Era realmente católica praticante. Meus pais nunca tiveram religião, e minha mãe nem ao menos apoiava eu ir para Igreja, mas, mesmo assim, fui sozinha. Comportamentos que só vidas passadas podem explicar. Em minha ingenuidade ou, até mesmo, como válvula de escape, como vejo muitos familiares hoje, depositei todas as minhas forças na religião. Acreditava em milagres e, acima de tudo, que meu amor e meus cuidados seriam recompensados, e minha mãe seria salva.

Em momentos como esses, é incrível a capacidade dos seres humanos de barganharem com Deus as adversidades da vida, delegando responsabilidades e apegando-se à ilusão de que, por se julgarem boas pessoas, mereçam recompensas. Pessoas ruins sofrem; pessoas boas também. E assim é a vida. Assim se faz o processo de evolução, cabendo a cada um apenas a responsabilidade de aprender e melhorar com as dificuldades. Lembrando que todos são responsáveis pelas suas próprias experiências, sem delegar a um ser superior. Não estou aqui para colocar em xeque o valor das religiões. Cada um tem a sua e deve ser respeitado, assim como tem o dever de respeitar quem não a tem. Hoje percebo que religião é totalmente diferente de espiritualidade. Em minha própria experiência e em muitas que observei, depois de formada em Fisioterapia, que a religião pode atrapalhar o processo de enfrentamento da doença e, até mesmo, de resolução do luto no futuro.

A religião impõe ao doente a obrigação de ser forte, de ser guerreiro e de não desistir nunca, algo que é cansativo, desgastante e cruel. Por diversas vezes, presenciei pessoas visitarem minha mãe e falarem com tanta empolgação e fervor que Deus estava agindo, que eu até acreditava. E, pior ainda, minha mãe acreditava. Depois de um tempo, passei a evitar esse tipo de visitas em casa. Sentia que, depois dessas conversas, minha mãe acabava se sentindo mais desanimada e até culpada por não ser tão forte quanto supostamente Deus queria. Enfim, eu acreditava em milagres e me apeguei a isso, de uma forma tão cega que abafava meus instintos quanto à sua melhora repentina.

Apesar de estarmos todos muito felizes, esperançosos e de eu acreditar em milagres, uma parte de mim estava em alerta. E não somente eu, mas a Cláudia, amiga inseparável de minha mãe, também estava apreensiva. Por vezes, eu a pegava olhando para minha mãe com os olhos marejados e uma conversa em um tom de despedida. A verdade é que a Cláudia, enquanto técnica de enfermagem, sabia do que se tratavam todos aqueles dias de calmaria. No fundo, acho que minha mãe também sabia.

Foram dias de paz e tranquilidade. Meu pai e minha mãe sentavam na varanda de mãos dadas. Minha irmã sempre junto. Eu os acompanhava de longe, ainda atormentada com a ideia de contar a verdade para o meu pai. Pensava no que seria mais correto: falar a verdade sobre o prognóstico da doença ou ficar em silêncio. Se eu contasse, eles não teriam a oportunidade de vivenciar aquela experiência tão sublime, sem preocupações e ansiedade. Por outro lado, eu não imaginava que, se eu contasse, talvez conversas necessárias teriam tido a oportunidade de acontecer. Ciclos poderiam ter sido fechados, preocupações, sanadas, e sentimentos, externados.

Após conhecer a essência dos cuidados paliativos e todos os benefícios que um acompanhamento verdadeiramente humanizado pode proporcionar, imagino o quanto esses dias de calmaria poderiam ter sido aproveitados de maneira muito mais produtiva e intensa. Apesar de as coisas estarem aparentemente bem, a verdade é que não estavam. Minha irmã e meu pai eram iludidos por aquela melhora momentânea. Eu sofria com a angústia de olhar para tudo aquilo e saber que, em algum momento, acabaria, e, pior ainda, minha mãe mais uma vez estava tendo que lidar com um sofrimento silencioso e solitário. Algumas vezes, pegava-a olhando para minha irmã como se quisesse lhe falar alguma coisa, dar algum conselho, alguma orientação. Não imagino o quanto deve ser aflitivo para uma mãe a ideia de deixar seus filhos desassistidos.

Com o acompanhamento de um paliativista, certamente a história teria sido diferente, desde as dores físicas, às dores emocionais. Todas poderiam ter sido minimizadas, e, quem sabe, esse momento poderia ter sido mais bem vivenciado. Pela falta de orientação, nunca chegamos a tocar no assunto da morte. Nunca, enquanto família, pensamos nessa possibilidade. A verdade é que, durante todo o processo, nunca conversamos abertamente sobre a doença. Levamos os dias na crença de que tudo, com o tempo, melhoraria. Nem ao menos verbalizávamos a palavra câncer entre nós. Era somente "aquela doença" ou "essa doença ruim", como se pronunciar a palavra atrairia o pior.

Em doenças com a gravidade do câncer, o mais benéfico para todos é uma comunicação dosificada, mas transparente. Quanto mais informação compartilhada, mais as pessoas envolvidas poderão decidir sobre suas escolhas. O paciente tem o direito de não querer saber tudo sobre a sua situação, mas também tem o direito de saber. Cabe somente a ele escolher com qual nível de informação consegue lidar. O mesmo vale para os familiares mais próximos. A comunicação de más notícias, mesmo dolorosa, torna-se benéfica por isso. Dá ao paciente e aos familiares a oportunidade de escolher o que é prioritário e mais importante na história de cada um.

Quando vivemos na ilusão e na negação da realidade quanto ao prognóstico da doença, fechamos as portas para momentos resolutivos. Deixamos de lado a oportunidade de falar com pessoas que foram importantes em nossa vida. Perdemos a chance de pedir desculpas pelos comportamentos que geraram mágoas no passado. Até mesmo nos privamos de expor sentimentos de gratidão que nunca mais poderão ser demonstrados. A falta de um profissional capacitado orientando esses momentos faz com que percamos momentos únicos que jamais serão compensados. A falta de comunicação no presente será o motivo de um luto complicado no futuro para quem fica e de angústia para quem se vai.

É muito mais cansativo e doloroso sustentar um falso bem-estar do que viver intensamente uma verdade por mais dura que ela seja. Assim é com o câncer: a necessidade de se viver intensamente cada bom momento, de aproveitar cada minuto de conversa, cada sorriso no olhar. Viver esses dias com minha mãe mostraram-me a importância de se fazer presente e demonstrar afeto todos os dias, de deixar claro para quem amamos o quanto são importantes em nossa vida. Para demonstrar amor, não é necessário esperar por datas comemorativas. Amamos todos os dias e devemos demonstrar esse amor.

Mesmo com os dias de alegria vivenciados por todos devido à recuperação inusitada, algo dentro de mim dizia que eu precisava conversar o mais rápido possível com o meu pai e expor de maneira clara e sensível a realidade sobre o quadro da mulher que ele escolheu para ser sua companheira e que estava ao seu lado há mais de 23 anos. Tomei coragem e chamei-o para dar uma volta. Foi definitivamente a conversa mais difícil entre pai e filha que tivemos.

Saímos de casa e, logo que viramos a primeira esquina, comecei a falar:

— *Pai, preciso lhe dizer uma coisa sobre o estado de saúde de minha mãe.*

Meu pai, com toda a sua calma característica, me olhou e disse:

— *O que foi? Eu já imagino o que tem a me dizer. Mas pode falar.*

— *Então, peço desculpas por não ter contado antes. Até porque já faz quase dois meses que eu estou sabendo. Mas não tive coragem de contar antes. Pensei que poderia cuidar dela e tudo estaria resolvido. Mas não está.*

Meu pai me olhava com toda compreensão e amor que um pai pode olhar a um filho. Então, continuei:

— *A mãe, infelizmente, não vai conseguir melhorar. O médico já havia avisado que ela teria, no máximo, duas semanas. Já chegamos a dois meses. Mas estou com medo dessa melhora repentina e gostaria que o pai soubesse da verdade. Para já ir se preparando.*

Dei uma pausa e continuei:

— *Só não sei o que podemos fazer para falar com a Caroline.*

Nessa hora, meu pai, com os olhos cheios de lágrimas, começou:

— *Eu já imaginava que era isso que ia me dizer. Eu sei que essa doença não é fácil e sua mãe, um dia desses, enquanto eu fazia o almoço, começou a chorar. Disse que não queria morrer agora, que queria ver você se formar.*

Nesse momento, quem não aguentou fui eu. Comecei a chorar. Ela nunca tinha me falado nada a respeito disso. Aliás, nunca conversamos sobre o que ela estava realmente sentindo ou pensando. Nunca nos abrimos quanto ao que realmente estávamos sentindo. Acho que, na tentativa mútua de nos protegermos, adotamos uma postura parecida de uma falsa força que, em teoria, achávamos que estaríamos diminuindo o sofrimento uma da outra. E, assim, meu pai continuou:

— *Sua mãe está fazendo a maior força do mundo para ficar bem. Quando ela me contou isso, eu não tive palavras para consolá-la. Apenas disse que tudo poderia acontecer e que não podíamos nos apavorar. Foi um momento difícil aquele. Quanto à sua irmã, acho melhor ela não saber agora. Ela não iria entender.*

— Está bem!

Demos uma volta no quarteirão. O silêncio tomou conta do resto da caminhada. Palavras não eram capazes de amenizar o sofrimento daquele momento.

Depois desse dia, meu pai não foi mais o mesmo. Apesar de tentar disfarçar a tristeza que estava sentindo, sua aparência não deixava. Emagreceu, aproximadamente, uns 5 quilos em uma semana. Estava abatido. Tentava de todas as formas levar uma rotina normal, mas seu olhar o denunciava.

Meu pai sempre foi um homem muito forte no que diz respeito a lidar com perdas. Desde muito novo, aprendeu a lidar com a morte. E isso o tornou uma pessoa resiliente — *cabeça fria*, como gosta de falar. Até aquela conversa penso que ele tentava se apegar no seu pensamento positivo. Ele tem isso como seu lema: "pensamento positivo que tudo vai dar certo". Mas depois de nossa conversa, acho que ele foi apresentado à realidade e não podia mais fugir dela.

Apesar de muito triste, principalmente porque agora tinha a certeza de que minha mãe sofria calada pensando em sua morte, ao menos eu tinha compartilhado com meu pai a verdade e o que poderia acontecer. Carregar essa informação sozinha estava me consumindo a cada dia.

Após a conversa, nossa conduta com minha mãe não mudou. Não chegamos a conversar sobre o assunto da doença, mas meu pai se tornou cada dia mais próximo e carinhoso com ela. Passavam a maior parte do tempo juntos.

Os dias se transcorreram, e, exatamente quatro dias após de nossa dura conversa, as coisas começaram a mudar...

****

Se existe algo que realmente aprendi com a doença de minha mãe é a importância da *comunicação*. Sem sombra de dúvidas, uma comunicação clara e sincera é um dos pilares que rege qualquer tipo de relação, mas, quando o assunto é doença, ela se torna ainda mais necessária. Os profissionais da saúde precisam comunicar-se de forma clara, mas, ao mesmo tempo, empática. Os familiares precisam ser sinceros, e o paciente, ter garantido o seu direito de falar e ser escutado. Sem essa dinâmica de comunicação aberta, todos os envolvidos acabam perdendo, e a consequência é o sofrimento velado.

Quando não falamos abertamente sobre o que estamos passando ou sentindo, a tendência de nos afogarmos em angústia é muito alta, e, o pior do que isso, constantemente perdemos oportunidades únicas de conversas importantes. Ao ter que lidar com a morte próxima de alguém que se ama, a tendência é a negação. Não queremos acreditar e, principalmente, aceitar que aquela situação seja verdade. Quando tomamos essa postura, é muito comum a propensão de não querermos falar sobre o assunto. Tornando-se uma bola de neve que refletirá de maneira dolorosa, tanto para o paciente, que é privado de expor seus medos e desejos, quanto para os familiares, que terão que lidar com esses sentimentos em um luto mal-resolvido no futuro.

Nessas situações tão corriqueiras nos casos de pacientes com câncer é que o acompanhamento dos cuidados paliativos torna-se mais valioso. Ter ao lado um profissional capacitado que possibilite a condução de conversas difíceis faz toda a diferença. Em geral, sem orientação, os familiares dificilmente terão coragem de abordar assuntos que deem a entender que o enfermo possa morrer. Do mesmo modo, o próprio doente evita ao máximo tocar em assuntos mais delicados. Ainda alimentamos a cultura de que falar sobre morte atrai a morte, então evitamos o assunto a todo custo. Todos, de maneira consciente ou não, acabam por vivenciar um pacto, o pacto do silêncio, como já foi comentado anteriormente.

O medo da morte é um dos motivos que levam as pessoas a se privarem de conversas difíceis. Outra coisa muito comum para a falta de comunicação é a percepção errada de que não falar sobre o assunto é o mesmo que poupar ou proteger o doente do sofrimento. Uma ideia totalmente equivocada, que acaba gerando cada vez mais dor e sofrimento ao paciente que se sente solitário no momento em que mais precisa de conforto. A ausência de um acompanhamento que nos orientasse sobre as melhores condutas a tomar teve como consequência um sofrimento muito maior gerado pela ausência de comunicação. Nunca conversamos abertamente sobre o que estávamos passando e sobre nossos medos. Cada um teve que lidar sozinho e calado com o turbilhão de sentimentos. E pior: minha mãe foi privada de muitas coisas que certamente eram importantes para ela.

Esses momentos de súbita melhora que muitos pacientes apresentam poderiam ser mais bem aproveitados se os pacientes e seus familiares fossem alertados e orientados sobre os estágios da doença. Pode ser a oportunidade de o paciente de fazer coisas que gostaria de ter feito, falar com pessoas que já não falava mais, resgatar relacionamentos perdidos por algum motivo qualquer, pedir desculpas, desfazer ressentimentos, perdoar mágoas do passado e agradecer pessoas que ama.

Situações muito importantes que trazem muito alívio, tanto para quem está partindo, quanto para quem vai ficar. Assim como se faz necessário o controle de sintomas físicos, é importante estar com a alma tranquila. E isso é consequência de relações pessoais bem resolvidas, que não podem ser deixadas para depois.

Na obra *Mortais*, Atul Gawande nos resume bem o que a falta de uma condução sincera da doença pode significar para todos os envolvidos no processo:

"A sociedade tecnológica esqueceu-se do que os estudiosos chamam de dying role, 'o processo de morrer', e de sua importância para as pessoas com a aproximação do fim de vida. As pessoas querem compartilhar memórias, transmitir sabedorias e lembranças, resolver relacionamentos, estabelecer seu legado, fazer as pazes com Deus e certificar-se de que aqueles que estão deixando para trás ficaram bem. Querem terminar suas histórias de acordo com suas próprias regras. Esse 'processo de morrer', segundo argumentam diferentes observadores, está entre os mais importantes da vida, tanto para a pessoa que está morrendo quanto para aqueles que deixa para trás. E se for verdade a maneira como negamos isso às pessoas, por obtusidade e por negligência, é motivo de vergonha eterna. Repetidamente, nós, na medicina, infligimos profundas feridas no fim da vida das pessoas, depois ficamos alheios aos danos causados" (p. 223).

HORA DE SE DESAPEGAR

Os últimos minutos são os que vão salvar a vida de quem vai ficar.
(Dra. Ana Claudia Quintana, médica paliativista)

A realidade bateu à nossa porta, e, então, o estado de saúde de minha mãe começou a mudar. Era madrugada de sexta para sábado quando o cansaço voltara ainda mais forte. A partir desse momento, ela estava totalmente dependente do oxigênio. Intercalava as inalações com o cateter nasal. A inalação lhe dava uma sensação agradável de melhora. Depois dessa recaída, passou a maior parte do tempo sentada em sua poltrona. Levantou-se pouquíssimas vezes para ir ao banheiro, atividade que a demandava muito esforço e tempo para se recompor.

Eu percebi que aquela piora, além de repentina, era muito diferente. Somando-se à falta de ar, agora ela também apresentava muita sonolência. Nos momentos em que a respiração melhorava, ela dormia. Até mesmo em momentos que estava conversando, o sono vinha, e ela adormecia. Seus olhos já não brilhavam como dias atrás e agora eram carregados por uma opacidade. Seus movimentos eram lentos, e sua voz era baixa. Mesmo preparando suas comidas preferidas, não tinha mais fome. Ela se esforçava para comer, acho que em uma tentativa de nos agradar, mas a comida já não descia.

Como já era de rotina, eu dormia em um colchão ao lado do seu pé, caso ela necessitasse de alguma coisa. Mas nessa madrugada de sábado para domingo, a rotina foi diferente. Não pelas exacerbações das complicações físicas ou pelas medicações, mas pelo diálogo sereno e eloquente que minha mãe manteve com visitas que somente ela via. A noite foi longa. Tentei intervir algumas vezes e perguntar o que ela estava querendo dizer. Ela simplesmente respondia: *Estou muito feliz, minha filha, estou falando com o seu avô e com o seu tio. Eles estão aqui! Vieram me visitar!*

Fiquei em silêncio. Um frio tomou conta do meu ser. Imediatamente, lembrei-me da experiência vivenciada com a senhora que estava no mesmo quarto de minha mãe após a cirurgia. Ela também conversava baixinho com alguém que a queria levar para algum lugar e, de manhã, estava morta. Fiquei em alerta a madrugada toda. Aliás, todos os dias que se vieram!

Pela manhã, mesmo com receio da resposta, perguntei novamente se ela lembrava do que havia acontecido. Para minha surpresa, a resposta foi: *Lembro sim! Tive uma conversa muito boa com o seu avô. Meu irmão também estava aqui. Fazia tanto tempo. Eles estão bem e falaram que eu vou ficar bem também. Você não os viu?*

Em estado de choque, respondi que não. Mas eu já sabia o que aquilo significava. Durante todo o processo de adoecimento e tratamento de minha mãe, muitos momentos marcaram minha existência e mudaram minha vida. Esse foi um deles. Inclusive, foi um dos motivos que me levaram a estudar assuntos que o catolicismo não me respondia. Em menos de oito meses, eu havia tido duas experiências com seres que eu não via, mas que se comunicavam com pessoas que estavam em processo de doença sem possibilidades de cura. Isso não poderia ser somente o acaso.

Eu não tinha ainda profundos conhecimentos sobre o assunto e, naquele momento, nem queria aprofundar, mas fiquei em alerta. Não deixei minha mãe sozinha nem por um minuto. Quando precisava afastar-me, chamava meu pai para ficar ao seu lado. E assim passamos o final de semana.

Na segunda, a sonolência parecia ter aumentado. Nesse dia, meu pai precisou resolver algumas coisas fora de casa, e eu, em minha total ignorância do momento que estávamos passando, insisti em fazer o almoço. Preparei arroz, feijão, fígado, beterraba e o sempre presente suco de laranja com beterraba. A história nos mostra que é cultural a relação que estabelecemos entre a saúde e a comida. Nos apegamos ao fato de que comer bem afasta a doença e fortalece a saúde.

Em pacientes com doenças em estágio terminal ou avançado, é comum e fisiológico a falta de apetite, é um mecanismo de defesa do próprio organismo para evitar desgastes energéticos desnecessários e poupar o paciente de sintomas desagradáveis. Sendo assim, é muito comum o conflito íntimo dos familiares em aceitar a suspensão de dietas e até da recusa do próprio paciente em querer comer. Sem o esclarecimento de que não se alimentar é o mais benéfico para o seu ente querido naquele momento, todos sofrem: os familiares, por acharem que devem insistir na alimentação, e o paciente, por ser exposto a um mal-estar inútil.

Eu em minha ânsia de querer ajudar e achar que o alimento a fortaleceria, preparei um prato reforçado e tentei fazê-la comer. Minha mãe ficou nervosa, acordou de sua sonolência, jogou o copo de suco no chão e gritou que não sentia fome. Nesse momento, caiu a ficha de que ela estava realmente cansada e precisava de uma assistência que nós, em casa, não poderíamos lhe dar. Minha irmã se assustou com a cena. Nunca, em todos os meses de enfermidade, tinha visto nossa mãe assim. Depois desse episódio, reparei que ela intercalava também com momentos de confusão. Falava algumas palavras que não batiam com a realidade. Liguei para Cláudia, disse que precisava de ajuda.

Em menos de cinco minutos, a Cláudia já estava em casa. Quando olhou para minha mãe, disse que precisávamos levá-la imediatamente para o hospital. Minha mãe estava com falta de ar, confusa, com os lábios e as unhas roxeadas. Nós a colocamos no carro. Já sentada no banco da frente, em um instante de maior lucidez, olhou para minha irmã e deu algumas orientações. Foi a última vez que se falaram.

Ao chegar no hospital, ela foi imediatamente admitida. Passou pelo pronto-socorro e fomos encaminhadas novamente para aquele mesmo quarto em que passamos os dias após a cirurgia da retirada do tumor. Foram feitas algumas medicações e agora o oxigênio não era mais pelo cateter nasal, mas, sim, por uma máscara. A quantidade de oxigênio em seu corpo estava baixa. Era por isso que sua consciência oscilava e permanecia a maior parte do tempo sonolenta. A essa altura, eu pensava: como ela vinha sofrendo com essa falta de oxigênio? Há dois dias, ela já apresentava aquele quadro, e eu não imaginava que ela precisava de um suporte mais qualificado.

Passei anos remoendo esses dias, lembrando-me de cada segundo de agonia que minha mãe havia passado. O maior medo de todo o familiar de um paciente com câncer é o sofrimento. Claro que temos medo da morte, ela nos assombra desde o primeiro dia do diagnóstico. Mas, se fizermos um estudo, 100% dos familiares vão responder a mesma coisa: não queremos que a pessoa que amamos *sofra*. E, pela falta de orientação, pela falta de esclarecimento, minha mãe havia sofrido. E isso me torturava.

Esse, senhores leitores e leitoras, é um dos objetivos deste livro: esclarecer para que pacientes e seus familiares sofram o menos possível. É impossível não haver sofrimento quando o assunto é doença. Mas, quando somos esclarecidos, acompanhados e assistidos por profissionais que entendam do assunto, esse sofrimento é minimizado. Somos preparados para as diferentes fases da doença, e isso é um bálsamo que acalenta nossas almas em momentos como esses.

Ficamos no quarto com minha mãe, eu e a Cláudia, até o horário de visita da noite, que começava às 20 horas. Meu pai chegou. Assustou-se ao ver o quanto ela tinha piorado em tão curto espaço de tempo. Minha mãe abria os olhos e falava muito pouco. Parecia que economizava todas as suas energias para respirar. Ao terminar o horário de visita, porém, ela se despertou. Assim como fizera no almoço, usou todas as suas forças para dizer que queria que meu pai ficasse. Literalmente me mandou embora.

Disse que eu precisava descansar e tinha que ir para casa. Eu, imediatamente, contestei:

— *Não! Vou ficar. O pai não tem experiência em hospital. Eu já estou acostumada. Vou ficar!*

Minha mãe, mais do que depressa, continuou:

— *Vai embora, menina! Deixa de ser teimosa. Quero ficar com seu pai.*

Contra minha vontade, mas, pensando que poderia ser bom para os dois a oportunidade daquele momento só deles, fui embora. Afinal, era um pedido dela. Mas fui inconformada. Ela nunca havia ficado no hospital, à noite, sem a minha presença. Eu nunca tinha deixado meu pai passar uma noite no hospital.

A Cláudia me deixou em casa. Ela estava muito triste e abatida. Disse que, se precisasse de qualquer coisa, era para chamá-la. Também pediu que eu descansasse um pouco. Realmente eu estava cansada. Ser cuidador de um familiar é uma tarefa árdua. Você é tomado por um cansaço físico devido à privação de sono e às preocupações constantes, mas, principalmente, tomado pelo cansaço emocional. Não há batalha pior do que aquela travada contra uma doença que desperta em todos o sentimento de impotência. Dói na alma ver o sofrimento de quem se ama e não conseguir ajudar.

Entrei, minha irmã estava na sala com meu ex-namorado esperando alguma notícia. Só perguntou se a mãe estava melhor e quando voltaria para casa. Eu somente respondi que estava melhor, mas não sabíamos quando voltaria para casa. Minha irmã não perguntava muito sobre a doença de nossa mãe. Acho que esse era o seu mecanismo de defesa. Tentava distanciar-se da realidade.

Apesar de querer ficar no hospital, eu estava realmente muito cansada. Já não dormia havia três dias a fio. Tomei um banho demorado, pensando em tudo o que havia acontecido nos últimos dias. Não tinha fome e fui para meu quarto. A situação havia chegado a um extremo. Pela primeira vez em oito meses, eu acendi uma vela. Ajoelhei-me e, aos prantos, pedi a Deus que fizesse a minha mãe o que fosse melhor para ela. Foi a conversa mais improvável que eu imaginei ter com Ele. Todas as outras vezes, eu pedia insistentemente que a curasse, que ficasse boa logo. Dessa vez, não. Pedi que minha mãe não sofresse, que não sentisse mais falta de ar e que fosse feito o melhor para ela, independentemente da minha vontade.

Perdi a noção de quanto tempo fiquei de joelhos ali. Só sei que adormeci. E acordei no outro dia com a voz de minha mãe me chamando.

Levei um susto! Escutei nitidamente a voz de minha mãe chamando pelo meu nome. Já eram mais de 9 horas da manhã. Eu havia perdido a hora. Estava tão exausta que dormi pesado até escutar a sua voz. Pulei da cama e arrumei-me. Chovia muito naquela manhã. Acordei tão apavorada que saí correndo de baixo de chuva. Desci até um ponto de mototáxi e pedi, por favor, para que o mototaxista me levasse. Ele viu meu desespero. Fomos para o hospital. Ao chegar lá, não era horário de visita nem de troca de acompanhante, mas acho que naquele dia os anjos estavam a nosso favor. Contei o que estava acontecendo ao segurança e, imediatamente, deixou-me entrar.

Fui correndo pelos corredores daquele hospital que futuramente fariam parte novamente da minha história. Ao chegar ao quarto, lá estavam. Minha mãe fazendo um esforço danado na tentativa de absorver o pouco de ar que ainda entrava em seus pulmões, e meu pai ao seu lado direito da cama, segurando sua mão. Meu pai estava visivelmente abatido. Com certeza, tinha sido a noite mais intensa de sua vida. Ao me ver, abriu um sorriso e disse:

— *Ainda bem que você chegou!! Ela estava te chamando.*

— *Eu sei pai. Eu escutei!*

— *Passou a noite me pedindo para cuidar de vocês e para vocês continuarem os estudos. Me fez prometer que vocês se formariam. Desde as 6 da manhã ela chama pelo seu nome.*

Comecei a chorar. Agora eu tinha certeza de que era ela realmente me chamando. Aproximei-me. Agora éramos nós três. Meu pai segurava sua mão direita e acariciava sua cabeça. Ela permanecia com os olhos fechados, parecia poupar forças para conseguir respirar. Eu cheguei bem perto, peguei sua mão esquerda, me aproximei de seu ouvido e disse que eu estava ali, que sempre estaria ao seu lado, que estava com ela e que a amava muito. Com um esforço sobrenatural, ela virou a cabeça para meu lado, abriu os olhos e, da maneira mais profunda que eu já vi, me olhou fixamente por alguns segundos.

Foi a última vez que seus olhos se abriram. Eram exatamente 11:22 da manhã. Minha mãe já não estava mais entre nós. Mais uma vez, o silêncio fez parte de nossa história, e o seu último olhar foi a nossa despedida.

****

A proximidade com a morte, assim como a chegada de uma vida, é um momento que passa reconhecidamente por diferentes etapas. O paciente em processo de terminalidade vivencia experiências que são similares a todos os pacientes terminais, condição que orienta a medicina sobre os cuidados que devem ser preconizados nos diferentes estágios da doença.

Lidar com o processo ativo de morte de um paciente é tarefa complexa e difícil até mesmo para a maioria dos profissionais. Dar más notícias, conversar sobre questões importantes de final de vida e falar sobre a morte são conhecimentos que não são compartilhados na formação acadêmica dos profissionais da saúde. Fato que colabora ainda mais para a dificuldade quando se deparam com a possível perda de um paciente. Por isso é tão necessário o acompanhamento de profissionais especializados em cuidados paliativos. Isso porque somente ser profissional da saúde não basta para conseguir lidar com momentos como esses.

Os últimos dias de vida de minha mãe mostraram-me o quanto um acompanhamento adequado e de qualidade poderiam ter mudado todo o desfecho de nossa história. Penso que cuidar em casa de um ente querido em estágio avançado da doença seja a melhor escolha. Na maioria das vezes, é o desejo do próprio paciente. Entretanto, para que isso ocorra de maneira que realmente proporcione qualidade de vida e seja benéfico, todas as orientações e os esclarecimentos sobre o que possa vir a acontecer devem ser realizados de modo a preparar todos os envolvidos, e todo o suporte deve ser oferecido.

Ao falar em suporte, deve-se ter em mente a capacidade de proporcionar o bem-estar do paciente, em que é facilitado, por exemplo, o acesso e a administração de remédios contra dor, falta de ar, constipação e tantos outros desconfortos que possam surgir. Morrer nunca será um percurso lindo, mas, com amparo e compaixão, pode ao menos ser digno e tolerável. Ao analisar a trajetória de minha mãe, fica visível que nada do que é a essência dos cuidados paliativos foi realizado. Essa condição que ficou ainda mais evidente nos seus últimos dias e horas de sua vida. Minha mãe sofreu e sofreu muito. Sofreu com dor, com falta de ar e pelo silêncio que a sufocava. Sofreu um sofrimento que poderia ter sido evitado.

Não fomos orientados sobre os futuros acontecimentos que precedem a morte, muito menos sobre o que poderíamos fazer para amenizar as complicações da doença. Sem os esclarecimentos necessários, o familiar, na ânsia de ajudar, pode acabar piorando o mal-estar do paciente. Eu mesma, por várias vezes, insistia para que minha mãe comesse, mesmo não sendo mais fisiologicamente necessário. E essa prática é muito comum entre os familiares de pacientes em estágio terminal. Em nossa experiência, posso enumerar diversas dores que poderiam ter sido evitadas nesses últimos três dias que antecederam a morte de minha mãe, se tivéssemos o acompanhamento de uma equipe de cuidados paliativos.

Acredito que a primeira de todas é o fato de saber quais são os sinais que precedem a morte. Aceitar que o seu ente querido vai morrer é doloroso, mas ser orientado e esclarecido de maneira humanizada facilita o entendimento sobre o momento que se está vivendo. Minha mãe já havia começado a apresentar sonolência, momentos de confusão, unhas arroxeadas. Todos os sinais que indicam que o paciente está em processo ativo de morte e que, portanto, não necessitaria comer, se não quisesse. Não precisaria passar por dificuldades respiratórias porque tal condição pode ser amenizada com o uso de medicamentos adequados. E tem o direito de não sentir dor, porque esta também pode ser controlada. O que eu quero dizer é que a morte não precisa ser dolorosa. Basta ter um profissional capacitado que se preocupe com a gente. Existem oncologistas excelentes do ponto de vista técnico, porém a grande maioria apresenta dificuldades em lidar com o paciente e com suas famílias quando não é mais possível lhe indicar tratamento curativo. O paciente terminal é visto como uma derrota para o médico e para a equipe.

Essa condição coloca à margem o paciente fora de possibilidade de cura, deixado à própria sorte, restando-lhe como opção somente a morte angustiante e totalmente indigna. Torna-se extremamente necessário falarmos sobre a importância dos cuidados paliativos no acompanhamento o mais precoce possível de pacientes oncológicos. Ressalto aqui os pacientes com câncer por ser minha experiencia de vida, mas se deve fazer presente para todos os pacientes com doenças crônicas fora da possibilidade de cura, com intuito de proporcionar cada vez mais amparo, conforto e assistência de qualidade para aqueles que sofrem.

PRECISAMOS FALAR SOBRE A MORTE

O que mais atormentava Ivan Ilitch era o fingimento, a mentira, que por alguma razão eles todos mantinham, de que ele estava apenas doente e não morrendo...
(Leon Tolstoi)

A gente aprende a salvar uma vida com os cuidados paliativos, mesmo que a pessoa venha a falecer no final. Salvar uma vida não é só deixar o coração batendo. É trazer alívio e bem estar a todos os envolvidos enquanto se vive e aos familiares, mesmo depois que se parte.
(Dr. Douglas Crispim, médico geriatra e paliativista)

A maior ingenuidade do ser humano é achar que reprimir sentimentos é a melhor forma de continuar seguindo em frente. Por oito meses, essa foi a postura que eu adotara para conseguir lidar com a pior experiência de nossas vidas. Tamanho foi meu engano ao acreditar que toda a poeira jogada para debaixo do tapete evaporar-se-ia em um passe de mágica e sem maiores consequências.

Como já comentado anteriormente, todo o processo de adoecimento de minha mãe seguiu-se em total silêncio e ausência de comunicação sobre quaisquer que fossem as possibilidades fora do nosso desejo. Fechamos os olhos para a realidade e seguimos firmes em nossas crenças. E, por mais que todos soubessem da gravidade da doença, nunca fora verbalizada de maneira explícita entre os membros da família e amigos a possibilidade de uma morte iminente. Hoje, depois de anos refletindo e estudando sobre o assunto, posso garantir, com toda a certeza, que a maior parte do sofrimento vivenciado pelo paciente e por seus familiares está relacionado à falta de comunicação franca que pode ser facilitada com o acompanhamento de profissionais que saibam conduzir a situação e possibilitem a oportunidade de realizar conversas difíceis, em especial, sobre a morte.

A postura de se evitar falar sobre a morte é muito comum em nossa sociedade e motivo de muita dor para quem parte. Perde-se a oportunidade de fechar ciclos e resolver pendências. Deixa-se de expor sentimentos que proporcionam conforto e segurança quanto ao fato de, em breve, não estar mais entre os entes queridos. Tira-se da pessoa o direito de se despedir plenamente dos que ela ama.

Outra consequência do que chamamos de conspiração do silêncio é o luto complicado, pouco discutido nos cuidados tradicionais, mas muito comum entre os familiares de pacientes acometidos pelo câncer e muito valorizado pelos cuidados paliativos. O fato de não se permitir vivenciar de maneira consciente todas as fases da doença e, até mesmo, todas as fases do processo de morrer será um comportamento cobrado em um futuro próximo. Infelizmente, aos que se foram, perde-se a oportunidade de partir com um pouco mais de tranquilidade. Aos que ficam, não raras vezes vêm à tona sentimentos como raiva, remorso ou culpa. E uma história que poderia ser lembrada somente com carinho e saudades passa a fazer parte da vida desses familiares de um modo triste e doloroso.

Segundo Colin Murray Parkes, médico psiquiatra e um dos nomes mais renomados sobre o assunto, o luto pode ser entendido como uma importante transição psicossocial, com grande impacto em todas as áreas de influência humana. Para ele, o luto é o preço que se paga pelo amor, por uma vida feliz, podendo ser um momento de recriar a própria história. O fato é que o processo do luto é um momento que pode ser acompanhado de intensa angústia, tristeza e desesperança, tornando-se uma condição muito complexa na medida em que cada pessoa vai vivenciá-lo de uma forma diferente, pautada na sua própria bagagem de vida e no vínculo estabelecido com o parente que não se faz mais presente.

Os primeiros sentimentos de culpa surgiram logo após a passagem de minha mãe. E me fizeram companhia por boa parte da minha vida. Tomaram conta da minha alma por muitos anos. Minha vida havia se transformado, meu corpo, que, por meses, suportou silenciosamente muitos sentimentos, se rebelou. Meus pensamentos tão cheios de compreensão tornaram-se de revolta e de tantos porquês. Só porquês. Nenhum porquê que justificasse o que estava vivendo. Por que essa doença? Por que com minha mãe? Por que não procurei conversar abertamente sobre o que minha mãe sentia? Sobre o que eu sentia...Por que... Eu era apenas uma sombra espessa de mim, hipertensa, taquicardíaca com níveis altíssimos de cortisol em um corpo que não me agradava, porque não me representava. Eu literalmente havia desabado.

Lidar com situações de estresse mostra-nos o quanto somos resistentes quando somos postos à prova. Tiramos força de onde nem imaginávamos existir para sustentar situações limites, entretanto, quando o estresse é prolongado e não procuramos ajuda, o próprio corpo aciona os seus mecanismos de alerta. E foi o que aconteceu. Após meses silenciando sentimentos e sustentando uma postura de falsa resistência, o corpo pediu socorro. Minha experiência, assim como a de muitos familiares que pude acompanhar, mostra que o luto e tudo o que vem junto dele é muito mais comum do que imaginamos, e que o sofrimento de uma família não se acaba com a morte do ente querido. É após a morte do paciente que todas as lacunas que não foram devidamente amparadas em vida entram em cena.

A postura de não conversar abertamente sobre necessidades pessoais e sentimentos como medos e inseguranças contribui para que criemos fantasias relacionadas ao que o familiar doente esteja passando. Criamos suposições, que podem ser mais dolorosas que de fato são. Assim como o oposto também é possível. E essas suposições podem virar uma bola de neve, caso não haja acompanhamento adequado. Sendo, portanto, imprescindível a orientação de profissionais capacitados em cuidados paliativos, desde o início do diagnóstico da doença. Independentemente do desfecho, assuntos importantes e delicados devem ser ressignificados, mesmo que, no futuro, o paciente se cure e receba alta da oncologia.

Do mesmo modo que eu, muitos familiares, na ânsia de querer proteger o doente, acabam por prejudicá-lo e se prejudicar também. Gasta-se muito mais energia tentando sustentar uma falsa realidade do que assumir a verdade. Por mais dolorosa que seja, dizer a verdade é libertador. O paciente oncológico, quando tem informação sobre o mal que o aflige, terá opção de tomar decisões que lhe são importantes, garantindo-lhe o direito de decidir sobre a própria vida e mantendo a dignidade sobre a própria finitude.

É muito comum, nos corredores de hospitais, os familiares abordarem os médicos antes de terem contato com o paciente para alertar que ele não sabe sobre a sua verdadeira condição. Assim como também é comum o próprio paciente querer poupar os familiares e tentar esconder a gravidade da doença. Todos acabam sofrendo ainda mais na tentativa de resguardar aqueles que amam.

Meu sentimento de culpa crescia a cada dia justamente pelo fato de ter tirado de minha mãe, meu pai e minha irmã a oportunidade de terem conversas mais profundas, de terem expostos seus sentimentos abertamente. Talvez pelo próprio temperamento e pela maturidade, meu pai conseguiu lidar um pouco melhor com seu próprio sofrimento e toda a situação. Mas minha irmã e eu, com certeza, não. Passei anos rememorando os horários de medicamentos, de inalação e a imagem de minha mãe com dificuldades para respirar. Essa condição se tornava mais vivida quando se aproximava do mês de outubro, seu último mês de vida. Eu lembrava exatamente tudo o que tinha acontecido a cada dia do mês. Sentia o cheiro das últimas comidas que havia se alimentado e dos sabonetes que tomava banho. E sempre me questionava: o que ela gostaria de ter falado naquele momento?

O que teria compartilhado se soubesse que logo não estaria mais ali? O que teria reclamado? Nos orientado? Não sei! E pela falta de comunicação, sobraram-me apenas suposições.

Minha irmã, com apenas 12 anos de idade, na tentativa de se esquivar do assunto, evitava ao máximo falar em nossa mãe e em tudo o que tinha acontecido. Sem orientação de um especialista, fica difícil abordar assuntos tão dolorosos, ainda mais com uma criança. É difícil ajudar alguém quando você mesmo está em pedaços. Até que, depois de passados oito anos, minha irmã realmente conseguiu colocar para fora tudo o que sentia e me questionou por que eu não havia contado para ela a verdade sobre a doença de nossa mãe. Disse que as coisas poderiam ter sido diferentes, que ela poderia ter falado para a nossa mãe muitas coisas que ficaram guardadas apenas em seu coração e que, ao menos, poderia ter se despedido de maneira adequada. E ela estava certa!

Ninguém nunca estará preparado para lidar com uma doença fora de possibilidade de cura, muito menos, somos conduzidos de uma maneira que facilite compreender e aceitar o processo da morte. Muito pelo contrário, a cada dia com o avanço tecnológico, torna-se ainda mais distante o nosso contato com a morte, e, quando ela bate na nossa porta, não sabemos como reagir. Segundo a psicóloga Maria Julia Kovács, "não é morrer que causa sofrimento, e sim resistir à morte". E essa frase faz total sentido quando enveredamos pelo caminho da falta de diálogo e, principalmente, quando impomos ao nosso ente querido, mesmo que de maneira inconsciente, a tarefa de viver o seu processo de morte em silêncio como se tudo estivesse bem e nada precisasse ser dito.

Ainda, segundo Maria Julia, a boa morte demanda ter controle e tomar decisões, que incluem o conhecimento da doença e sua evolução. Tudo isso depende de uma comunicação eficaz com a equipe médica, que permita ao paciente expressar seus desejos e necessidades.

De acordo com Derek Doyle, médico paliativista e autor do livro *Bilhete de Plataforma*, pautado em sua vasta experiência, ressalta que não é propriamente a morte que os pacientes temem, mas a maneira de morrer, seja ela com dor ou com medo, ou, como se ouve frequentemente, em meio à solidão do momento, está, aliás, o mais temido fantasma. A única forma de prevenção de sofrimentos como esses está diretamente relacionada com o nível de comunicação estabelecida entre profissionais e pacientes e, acima de tudo, entre paciente e familiares.

Entretanto, a postura de omissão de informação nem sempre pode ser entendida como uma conduta consciente tomada pelos familiares, mas, sim, como um mecanismo de defesa e até mesmo como uma incapacidade de compreender que lidar com a verdade dos fatos é sempre o melhor caminho. Acompanhar a degradação física e emocional diária de quem se uma é uma tarefa árdua que poucos estão preparados para encarar. *Acho que, mais difícil do que a morte em si, é ver sofrer quem se ama.*

CONSIDERAÇÕES FINAIS

Foram oito meses intensos. Os mais intensos de minha vida e certamente os meses que ajudaram a moldar a pessoa que sou hoje. De alguma forma, minha mãe parecia saber que sua estadia nesta dimensão seria curta e, desde muito cedo, me preparou para isso: seguir em frente sem a sua presença. Quando mais jovem, eu me questionava por que tinha que passar por determinadas situações. Hoje vejo que nada é por acaso. Que todas as experiências, sejam elas boas ou ruins, são colocadas à nossa frente para nos ensinar alguma coisa, cabendo somente a nós a escolha do que fazer com cada ensinamento.

Acompanhar a deterioração da saúde de minha mãe e a forma como ela conduziu todo esse processo só me fez compreender o quanto a vida é passageira e o quanto, apesar da brevidade, podemos fazer a diferença na vida de outras pessoas. Mesmo não sendo uma personalidade conhecida, um grande intelectual, um artista famoso ou qualquer outra titulação que nos traga notoriedade, somos seres influenciadores por natureza. Somos exemplos no meio onde vivemos e podemos mudar o microuniverso de pessoas à nossa volta. E foi isso que minha mãe fez até os últimos momentos de sua vida. Não é à toa que estou aqui falando sobre ela para vocês neste momento.

Hoje, a história de minha mãe ensina-nos o quanto somos frágeis, mas, principalmente, o quanto somos fortes, e que não precisamos estar sozinhos diante de uma doença como o câncer. Minha mãe não precisava ter passado pela metade do sofrimento que vivenciou, e hoje vejo que o principal foi estar completamente sozinha, mesmo cercada de amor. Isso pode parecer um tanto paradoxal, mas a verdade é que, mesmo acompanhada por pessoas que a amava, a falta de comunicação e, consequentemente, de oportunidade para expor suas angústias, seus medos e suas inseguranças a fez vivenciar todo o seu sofrimento de maneira solitária.

Ao acompanhar minha mãe e os pacientes que tive a oportunidade enquanto profissional, percebo que o sofrimento que acompanha a falta de diálogo é muito comum na maioria dos doentes oncológicos e de seus familiares. Infelizmente, essa condição é mais regra do que exceção. A falta de orientações, acompanhamento humanizado e qualificado colabora para que o paciente vivencie a pior de todas as dores: a *solidão*. Esse sentimento, sem dúvida, interferirá diretamente nas demais esferas de sua vida, acentuando a dor física, emocional e existencial.

Estar diante de uma doença fora de possibilidade de cura traz à tona toda uma ressignificação da vida, e lidar com isso de maneira solitária é mais do que cruel, é desumano. É aí que entra o bálsamo chamado *cuidados paliativos*. A história de minha mãe mostra-nos o quanto o resgate da humanização dos cuidados em saúde deve ser impreterível, o quanto é importante relembrarmos aos profissionais de saúde que somos seres humanos cuidando de seres humanos, e o quanto isso interfere e marca a vida das pessoas.

Ser acompanhado por uma equipe de cuidados paliativos desde o início do diagnóstico da doença faz toda a diferença e é algo que não deveria ser apenas privilégio de poucos, mas o direito de todos. Os cuidados paliativos salvam vidas. O conhecimento ameniza sofrimentos. Salva a vida de quem está morrendo, trazendo-lhe dignidade e conforto, e salva a vida de quem terá que continuar sem aquele que ama. Para quem está doente, receber ajuda para lidar com as questões emocionais, sociais e existenciais proporcionará um processo de morte muito mais tranquila, fato que reverberará positivamente no luto de seus familiares. Pior do que perder um ente querido é lidar com o sofrimento vivenciado por ele nos últimos meses e dias de vida.

A você, paciente ou familiar que esteja lendo estas palavras, lembre-se que não está sozinho. Conversar sobre suas angústias e seus medos é terapêutico, dar-lhe-á sustentação para atravessar qualquer adversidade. É seu direito o acompanhamento de um cuidado humanizado, que, nesse caso, certamente é traduzido em cuidados paliativos.

A você, profissional da saúde, saiba que está em suas mãos a oportunidade de proporcionar conforto, dignidade e leveza. Você é ferramenta de assistência e pode deixar marcas positivas na vida de cada paciente e de seus familiares. Muitas histórias de vida podem ser modificadas com um simples gesto de atenção.

Independentemente da posição que ocupamos, seja ela a de paciente, familiar ou profissional, o que a doença e a morte nos ensinam é a brevidade da vida e, com ela, a necessidade de valorizarmos o tempo que urge na tentativa de nos iluminar sobre o que realmente faz sentindo. Ter consciência da efemeridade da vida nos possibilita focar no que é essencial, nas pessoas que amamos, em não deixarmos para amanhã o sentimento que podemos demonstrar hoje e, principalmente, em viver a vida da forma que nos traga alegria a cada dia e que nos possibilite um legado do qual nos orgulharemos quando não estivermos mais aqui.

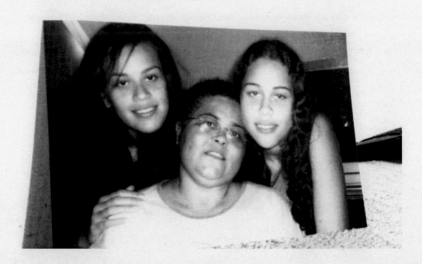

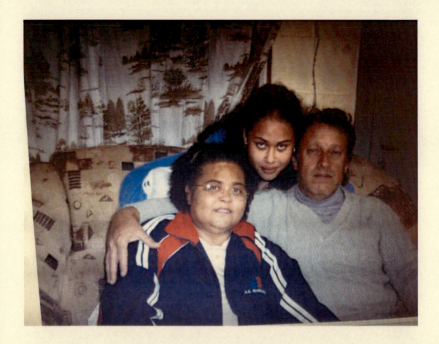

MARIA DE LOURDES MARTINS SILVA SABETZKI, nasceu na cidade de Pindaré- Mirim, em São Luiz do Maranhão. Aos 26 anos de idade, mudou-se para Foz do Iguaçu no Paraná. Era uma mulher forte e cheia de valores. Aos 40 anos, voltou aos estudos e formou-se em técnica de enfermagem, devido à sua facilidade natural em lidar e cuidar de pessoas doentes. Era uma mãe exigente que tinha como prioridade lutar pela educação das filhas. Mesmo com uma realidade nada fácil, acreditava e valorizava os estudos enquanto ferramenta de liberdade e autonomia feminina. Faleceu aos 47 anos de idade, no dia 25 de outubro de 2005, deixando um legado de persistência e assistência ao próximo.

SUGESTÕES DE LEITURA

    Acredito que a melhor forma de adquirirmos conhecimento e quebrar paradigmas é por meio do conhecimento. Para isso, nada melhor que a leitura de bons livros. Quanto maior a compreensão sobre a essência dos cuidados paliativos, mais pessoas terão acesso ao cuidado digno e humanizado.

Ótima leitura!!

REFERÊNCIAS

ALVES, Rubem. **O Médico.** 9. ed. São Paulo: Editora Papirus, 2012.

ANDRADE, Letícia. **Cuidados Paliativos e Serviço Social**: Um exercício de coragem. vol. 2, 1. ed. São Paulo: Editora Setembro, 2017.

ARANTES, Ana Claudia Quintana. **A morte é um dia que vale a pena viver.** Rio de Janeiro: Editora Casa da Palavra, 2016.

ARANTES, Ana Claudia Quintana. **Histórias lindas de morrer.** Rio de Janeiro: Editora Sextante, 2020.

BIFULCO, Vera Anita; CAPONERO, Ricardo. **Cuidados Paliativos Conversas sobre a vida e a morte na saúde.** 1. ed. São Paulo: Editora Manole, 2016.

CAPONERO, Ricardo. **A Comunicação Médico** – Paciente no tratamento oncológico: Um guia para profissionais de saúde, portadores de câncer e seus familiares. São Paulo: Editora MG Editores, 2015.

CLARKE, Rachel. **A vida perto da morte** – relatos de uma médica sobre amor e perda. São Paulo: Editora Nacional, 2021.

CORADAZZI, Ana Lucia; SANTANA, Marcela Tardeli; CAPONERO, Ricardo. **Cuidados Paliativos:** Diretrizes para melhores práticas. São Paulo: MG Editores, 2019.

CORADAZZI, Ana. **No Final do Corredor.** 1. ed. São Paulo: Minha Editora, 2016.

DOYLE, Derek. **Bilhete de Plataforma: Vivências em Cuidados Paliativos.** 2. ed. Rio de Janeiro: Editora Senac Rio, 2012.

FUKUMITSU, Karina Okajima. **Vida, morte e luto atualidades brasileiras.** São Paulo: Summus Editorial, 2018.

GAWANDE, Atul. **Mortais – Nós, a Medicina e o que realmente importa no final.** 1. ed. Rio de Janeiro: Editora Objetiva, 2015.

ISMAEL, J. C. **O médico e o paciente:** breve história de uma relação delicada. 2. ed. São Paulo: MG Editores, 2005.

KALANITHI, Paul. **O Último Sopro de Vida.** Rio de Janeiro: Editora Sextante, 2016.

KRZNARIC, Roman. **O Poder da Empatia –** A arte de se colocar no lugar do outro para transformar o mundo. Rio de Janeiro: Editora Zahar, 2014.

KÜBLER-ROSS, Elisabeth. **A Roda da Vida:** Memórias do viver e do morrer. Rio de Janeiro: Editora Sextante, 1998.

KÜBLER-ROSS, Elisabeth. **Sobre a Morte e o Morrer.** 9. ed. São Paulo: Editora WMF Martins Fontes, 2008.

LOWN, Bernard. **A Arte Perdida de Curar.** 1. ed. São Paulo: Editora Pierópolis, 2008.

O' KELLY, Eugene. **Claro como o Dia –** Como a certeza da morte mudou a minha vida. Rio de Janeiro: Editora Nova Fronteira, 2006.

PARKES, Colin Murray. **Amor e Perda –** As raízes do luto e suas complicações. São Paulo: Summus Editorial, 2009.

PARKES, Colin Murray. **Luto –** Estudos sobre a perda na vida adulta. 3. ed. São Paulo: Summus Editora, 1998.

PESSINI, Leo; BERTACHINI, Luciana. **Humanização e Cuidados Paliativos.** São Paulo: Editora Loyola, 2014.

REMEN, Raquel Naomi. **O Paciente como Ser Humano.** 3. ed. São Paulo: Summus Editorial, 1993.

RICCI, Luiz Antonio Lopes. **A morte social –** Mistanásia e Bioética. São Paulo: Coleção Ethos, 2017.

SÁ, Ana Cristina de. **O Cuidado do Emocional em Saúde.** 3. ed. São Paulo: Editora Atheneu, 2010.

SALTZ, Ernani; JUVER, Jeane. **Cuidados Paliativos em Oncologia.** 2. ed. Rio de Janeiro: Editora Senac, 2014.

SANTOS, Franklin Santana (ed.). **Cuidados Paliativos –** Diretrizes, Humanização e Alívio de Sintomas. 1. ed. São Paulo: Editora Atheneu, 2011.

SAUNDERS, Cicely. **Velai Comigo:** Uma inspiração para uma vida em Cuidados Paliativos. Salvador: Editora FSS, 2018.

SILVA, Maria Júlia Paes da. **Comunicação tem remédio –** A comunicação nas relações interpessoais em saúde. 10. ed. São Paulo: Editora Loyola, 2015.

SOARES, Ana Michelle. **Enquanto eu respirar.** Rio de Janeiro: Editora Sextante, 2019.

TOLSTOI, Leon. **A morte de Ivan Ilitch.** Porto Alegre: Editora L&PM, 2008.